Münch | Fentner

KREBS!

VdÄ

Dr. med. Hellmut Münch
Thomas Fentner

KREBS!

Krebs!

Ihr Anteil am therapeutischen Erfolg

VdÄ | VERLAGSHAUS DER ÄRZTE

Impressum

1. Auflage 2022

ISBN 978-3-99052-236-3
Umschlag: Grafikbüro Lisa Hahsler, 2232 Deutsch-Wagram
Umschlagfoto: Jorm S (Shutterstock)
Grafik: Grafikbüro Lisa Hahlser, 2232 Deutsch-Wagram
Projektbetreuung: Hagen Schaub
Druck & Bindung: 2imPress s.r.o., 83104 Bratislava
Printed in Slovakia

Zum Geleit

Die Diagnose Brustkrebs im Jahr 2001 hat mich zutiefst getroffen, fortgeschrittenes Mammakarzinom, bereits metastasierend. Die Prognose meiner Onkologen war nach OP, Chemo und Bestrahlung mit ca. zwölf Monaten verbleibender Lebenszeit geradezu niederschmetternd. Sie meinten, ich könne jetzt nur abwarten und so gut wie möglich weiterleben.

Ich war verzweifelt, gerade mal 37 Jahre alt, die Aussicht, nichts für mich, für mein Schicksal machen zu können, wollte und konnte ich nicht akzeptieren.

Dann bekam ich Tipps von Freunden, die neue „Therapien" von teilweise obskuren Heilern für meist exorbitant viel Geld empfahlen. Für mich als Betroffene war es dann schwer zu entscheiden, ob dies jetzt hilfreich ist oder nicht.

Dann bekam ich von einer befreundeten Apothekerin den Tipp, in Unterwössen Herrn Dr. Münch zu besuchen. Sie kannte ihn von Vorträgen und wusste, dass er sich schwerpunktmäßig mit Immunologie befasst und auch bei Krebspatienten oft wirklich helfen kann.

Meinen Besuch beim „Bergdoktor" plante ich mit gemischten Gefühlen. Ist dies wieder so ein „Spinner", der viel Geld für irgendwelche obskuren Behandlungen verlangt, oder ein „Schulmediziner", der mir sagt, dass ich bald sterben muss, egal, was ich mache?

Das erste Gespräch war für mich dann wunderbar, Dr. Münch nahm sich viel Zeit und erstellte mir aufbauend auf den schulmedizinischen Therapien (ich nahm damals noch Tamoxifen ein) einen persönlichen Immunplan. Lebensstil, OnkoWalking, eine Enzym- und Mikronährstofftherapie sowie der Aufbau der Mikrobiota waren die Schwerpunkte. Und ja, ich vertraute ihm, er war bodenständig, machte mir Hoffnung, ohne die Schwere meiner Erkrankung herunterzuspielen. Ich befolgte seinen Plan und mir ging es zusehends besser, nach zwei Jahren sprachen meine Onkologen von einem „Wunder" und jetzt nach 20 Jahren und wiederholten Besuchen bei meinem „Bergdoktor" kann ich sogar andere Krebspatienten beraten und ihnen helfen.

Meines Erachtens sind drei Dinge entscheidend für den Sieg über Krebs:

1. Niemals aufgeben!
2. Die moderne Schulmedizin mit all ihren Möglichkeiten konsequent nutzen!
3. Immunaufbau machen!

Als Dr. Münch mich bat, für dieses Onkologiebuch ein Geleitwort zu verfassen, habe ich gerne zugestimmt. Ich wünsche Ihnen liebe Leserinnen und Leser viel Gesundheit und einen erfolgreichen Kampf gegen diese Erkrankung.

Alles Gute Ihnen
Carmen Hoiß

Freising, im August 2021

VORWORT

In keinem Bereich der Medizin wird mehr diskutiert und mit Halbwissen gearbeitet als in der Onkologie.

Evidence-based medicine versus experience-based medicine, manchmal auch Wissenschaft versus Internetfallbeispiele, familiäre Geschichten oder einfach nur Glaube ... Auch emotionale Gedanken, Schuldvorwürfe und Schuldzuweisungen von Seiten der Patienten und Patientinnen als auch der Therapeuten und Therapeutinnen, oft verbunden mit veralteten Zahlen, Fakten und Prognosen, sind in der Onkologie besonders häufig anzutreffen.

Wir, Hellmut Münch und Thomas Fentner, haben uns daher bewusst dazu entschieden, ein interdisziplinäres Buch zur Therapie onkologischer Erkrankungen zu schreiben, in dem primär Fakten, Schulmedizin und das Therapiewohl der Betroffenen im Vordergrund stehen.

So haben wir uns entschieden, obwohl eher Naturheilkundler unsere Zielgruppe sind, ganz bewusst auf die enormen Fortschritte der Schulmedizin hinzuweisen, die sich in den letzten Jahren deutlich schneller und intensiver weiterentwickelt hat als alle komplementärmedizinischen Maßnahmen zusammen.

Wir haben uns ganz bewusst entschieden, die enormen Fortschritte in Bezug auf Überleben und Krankheitsverlauf durch „genetic engineering“

zu berücksichtigen, auch wenn viele eher innovationsfeindliche Gruppen allein im deutschsprachigen Raum dies nicht gutheißen werden.

Für uns und dieses Buch steht alleine das Wohl der Betroffenen im Vordergrund!

Kann man ihnen gentechnologisch am besten helfen (z.B. Imatinib bei CML), stellen wir dies auch für Komplementärmediziner in den Vordergrund. Kann man komplementärmedizinisch gut helfen (z.B. Enzymtherapie bei Brustkrebs), geben wir Tipps, Präparate und Dosierungen an Sie weiter, denn letztendlich gilt im Sinne der Patientinnen und Patienten nur eines: Wer heilt, hat recht."

Wir gehen sogar noch einen Schritt weiter und sagen unabhängig von der Therapieart und der -richtung:

„Wer geheilt hat, hat richtig gehandelt."

Ihre Autoren

INHALT

Krebs – ein Erklärungsversuch

Die menschliche Evolution ist die kumulative Weiterentwicklung der Fähigkeiten der Spezies Mensch. Der Tod ist dabei eine notwendige Voraussetzung, um der Innovationskraft der nächsten Generation Raum zu geben und Stillstand durch ältere Generationen zu verhindern.

Unfälle, Infektionen, Demenz, Herz-Kreislauf-Versagen und Krebs sind dabei die häufigsten von der Natur vorgegebenen Wege, um aus dem Leben zu scheiden.

Während noch vor 100 Jahren die meisten Menschen relativ jung an Unfällen, den Kriegstod und an Infektionen starben, rücken in der heutigen Zeit mit zunehmender Lebenserwartung Demenz, Herzstillstand und Krebs als Todesursache in den Vordergrund.

Entgegen der weitläufigen Meinung, dass Krebs eine Erkrankung der modernen zivilisierten Gesellschaft sei (ausgelöst z.B. durch Umweltgifte, Handystrahlen etc.), zeigen beispielsweise Untersuchungen an Moorleichen oder Mumien, dass auch schon in früheren Zeiten ältere Menschen an Krebs starben.

Die weltweit steigenden Krebsinzidenzen sind darauf zurückzuführen, dass wir heutzutage sozusagen immer häufiger alt genug für unseren eigenen Krebs werden können.

Moderne Forschungsergebnisse belegen, dass Krebs als limitierender Faktor in menschlichen Genen eingebaut ist und früher oder später zum Tragen kommt. Auch in der Tierwelt wird dieses Phänomen beobachtet.

Merke:
Krebs entsteht durch Mutation in der Erbinformation.
Wo Zellen sind, dort können auch Entartung und Krebs entstehen.

Mit verbesserten medizinischen Therapiemöglichkeiten kann man eine deutliche Erhöhung der Lebenserwartung und damit aber auch eine Verschiebung in Richtung Erkrankungen der oberen Lebenszeitachse beobachten.

Verlängerung der Lebenszeitachse am Beispiel des Mannes

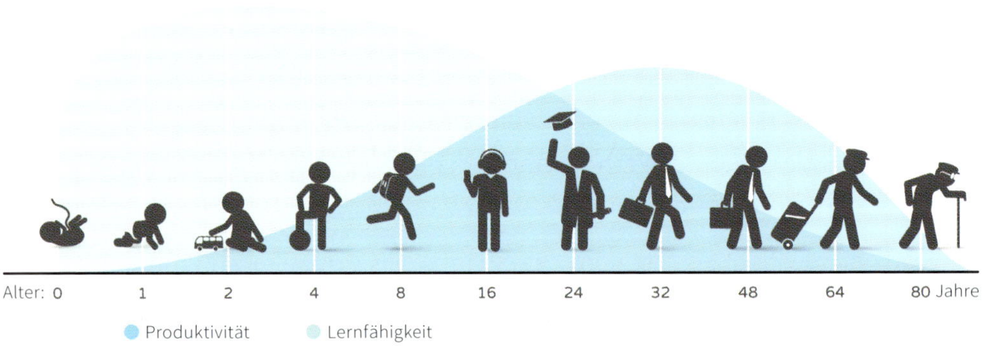

Während frühere Generationen bis zum Beginn des letzten Jahrhunderts durchschnittlich 35 bis 40 Jahre alt wurden (in Einzelfällen waren aber auch damals schon Hundertjährige möglich), ist die Lebenserwartung durch medizinische Versorgung (Entwicklung der Antibiotika, Impfungen, verbesserte Hygiene und Notfallversorgung) und stabilere politische Rahmenbedingungen (z.B. weniger Kriege, verbesserte Ernährung) auf derzeit über 80 Jahre angestiegen.

Damit einhergehend ist aber auch eine deutliche Verschiebung der Todesursachen in Richtung „Erkrankungen des Alters“, Krebs und Demenz zu beobachten.

Um es auf den Punkt zu bringen:

Die früheren Herztoten sind die heutigen Krebspatienten/-patientinnen.

Und diese Entwicklung der Krankheitenverschiebung auf der Lebenszeitachse wird weitergehen.

Dank einer effektiven und modernen onkologischen Medizin überleben immer mehr Krebspatienten/-patientinnen, wodurch Krebs als Todesursache an Bedeutung verliert. So sehr das für jeden Einzelnen zu begrüßen ist, so ist bereits jetzt schon eine Verschiebung der Todesursachen auf der Lebenszeitachse in Richtung Demenz zu beobachten.

Merke:
Überlebende Krebspatienten/-patientinnen von heute sind zum Teil die Demenzkranken von morgen.

Schon jetzt erkranken in der EU jährlich fast fünf Millionen Menschen neu an Krebs, die dank moderner Onkologie und Schulmedizin nicht mehr innerhalb von einem bis drei Jahren versterben, jedoch oft viele Jahre als chronisch Kranke die Sozialsysteme vor große Herausforderungen stellen werden.

Uns ist bewusst, dass jeder Mensch intuitiv Gedanken an die Zeit und die Art seines Todes vermeidet. Insgeheim hoffen wir alle auf ein friedliches, sanftes und schmerzfreies Einschlafen in vertrauter Umgebung. Nach Studien ist dies aber nur etwa 17 % aller Menschen gegönnt. Es ist uns deshalb ein Anliegen, der gestiegenen Lebenserwartung auch eine hohe Lebensqualität bis zum Ende hinzuzufügen.

Mit diesem Buch wollen wir einen Bogen spannen:

„Wir wollen dem Leben mehr Jahre (Schulmedizin), aber auch den Jahren mehr Leben (Komplementärmedizin) geben."

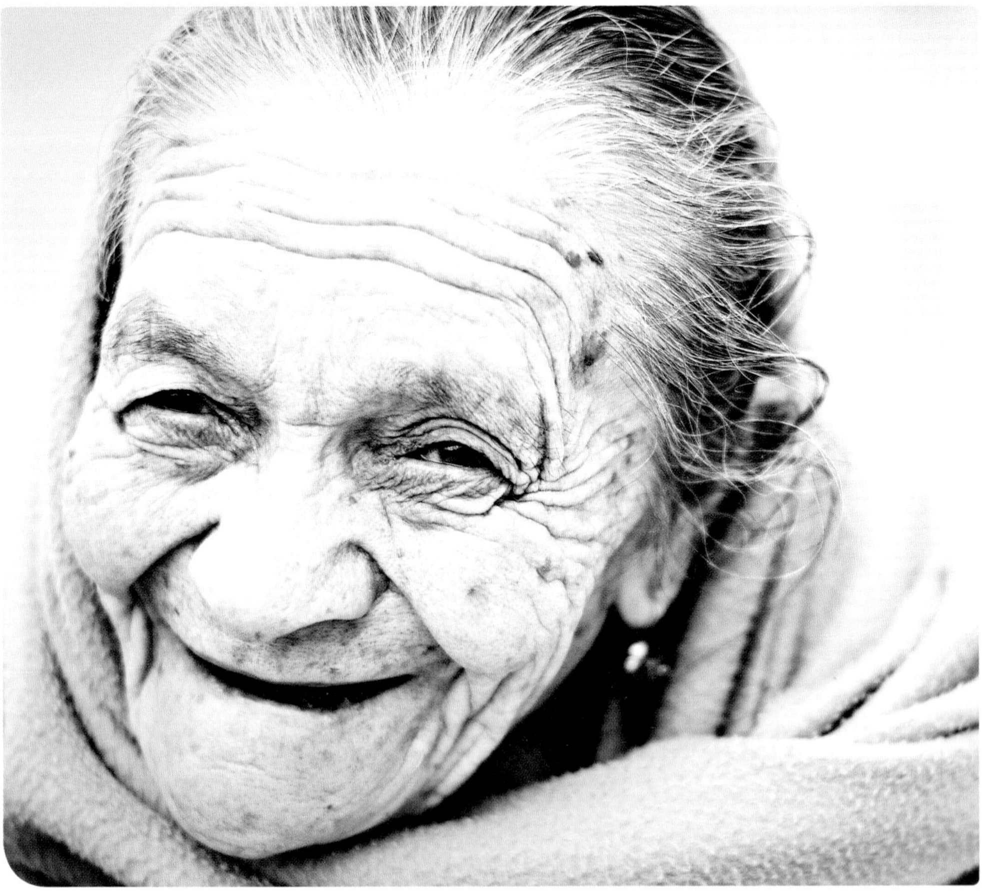

Geschichte der Onkologie – als es noch eine Alternativmedizin gab

Krebserkrankungen dürften so alt sein wie die Menschheit. Ein erster Hinweis auf diese Erkrankungen findet sich im aus dem 15. Jahrhundert vor Christus stammenden *Papyrus Ebers*. Auch dem griechischen Arzt Hippokrates (um 460–um 370 v. Chr.) war Krebs bekannt und er unterschied zwischen Tumoren der Haut, der Brustdrüse und der inneren Organe. Aus dem antiken Griechenland stammt auch die heutige Bezeichnung „Krebs", erstmals nachweisen lässt sie sich im *Corpus Hippocraticum*, einer Sammlung von über 60 medizinischen Texten aus der Zeit zwischen dem 6. Jahrhundert vor Christus bis zum 2. Jahrhundert nach Christus, die dann im 3. Jahrhundert zusammengestellt wurde. Der in Rom wirkende Arzt Galenus von Pergamon (geb. 129) führte die Bezeichnung Krebs auf die Ähnlichkeit zwischen geschwollenen Adern, die von einem Tumor verursacht werden, und den Beinen von Krebsen zurück. Galen unterschied die Tumoren in naturgemäße (physiologische), die Natur übertreibende (granulierende) Entzündungen und widernatürliche Wucherungen. Dass bestimmte Lebensumstände Krebs verursachen können, konnte Paracelsus (1493–1541) bei Bergarbeitern nachweisen, die durch häufigen Kontakt mit Arsen(V)-sulfid vermehrt an Lungenkrebs litten. Weitere dieser Ursachen entdeckten dann Percivall Pott

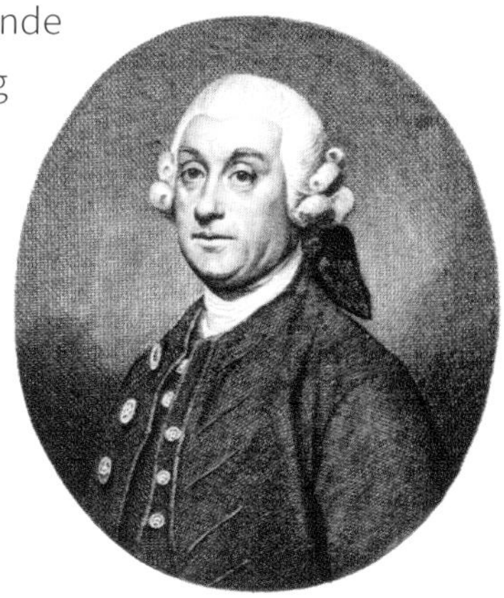

Percivall Pott

(1714–1788) in England (Ruß als Auslöser von Skrotalkrebs) und Ludwig Rehn in Deutschland (1849–1930) (aromatische Amine in der Farbenindustrie als Auslöser von Blasenkrebs).

Die Industrialisierung des beginnenden 20. Jahrhunderts führte in der sogenannten Ersten Welt mit steigendem Wohlstand letztlich auch zu einer höheren Lebenserwartung, andererseits sorgten aber das höhere Alter und die wachsende Umweltbelastung zu einem bis dato nicht gekannten Anstieg der Krebserkrankungen. In den Jahren nach dem Zweiten Weltkrieg wurde diesem Phänomen mehr Aufmerksamkeit gewidmet (Beating Cancer Programme in den USA im Jahr 1952) und man verstärkte die Suche nach neuen und wirksamen Behandlungsmethoden.

Für die Betroffenen in dieser Zeit (die Dreijahresüberlebenschance lag damals bei unter 5 %) war es sicher schwierig, den noch in den Kinderschuhen steckenden Operations- und Strahlentherapiemethoden vor allem unter Berücksichtigung der teilweise erheblichen Nebenwirkungen und deutlichen Einbußen an Lebensqualität zu vertrauen. Hinzu kam, dass sich das Gesamtüberleben (heute würde man „Outcome" sagen) mit schulmedizinischen Maßnahmen allein nicht wirklich signifikant verbesserte.

Diese für Betroffene oft aussichtslose Situation war die Geburtsstunde der onkologischen Alternativmedizin (Linus Pauling und Vitamin C). Ihre Stärken lagen zu diesem Zeitpunkt in den sanften und nebenwirkungsarmen Heilmethoden, in der im Vergleich zur Schulmedizin gleich guten oder teilweise sogar besseren Gesamtüberlebensrate und letztlich in einer deutlich höheren Lebensqualität.

Damals konnte man von einer wirklichen Alternative zur Schulmedizin sprechen, die für die Betroffenen oft eine höhere Lebensqualität bis zum Tod ermöglichte.

Damit entstanden die beiden konkurrierenden Gegner „Schulmedizin" und „Alternativmedizin", die ihre Grabenkämpfe teilweise bis heute fortsetzen. Nüchtern betrachtet hatten sich beide Lager in den 50er und 60er Jahren des letzten Jahrhunderts auch stetig weiterentwickelt.

Auf der schulmedizinischen Seite waren es insbesondere verbesserte OP- und Bestrahlungstechniken, auf der alternativmedizinischen Seite waren es vor allen Dingen die orthomolekulare Medizin (Linus Pauling), die Enzymtherapie (Max Wolf und Karl Ransberger) und die Mikrobiologische Therapie (Volker und Kerstin Rusch), die für ein erstes Ansteigen der Überlebensrate sorgten. Mit Beginn der 70er Jahre des letzten Jahrhunderts und der Einführung der Chemotherapie als dritte Säule der schulmedizinischen onkologischen Behandlung stiegen die Fünf-Jahres-Überlebenschancen der Patienten/Patientinnen deutlich an. Ab diesem Zeitpunkt war es für die Betroffenen signifikant erfolgversprechender, wenn sie sich einer schulmedizinisch-onkologischen Behandlung unterzogen.

In den 80er und 90er Jahren des letzten Jahrhunderts und dem ersten Jahrzehnt dieses Jahrhunderts hat sich dieser Trend durch Einführung neuer diagnostischer, bildgebender und operativer Therapieverfahren (Tumormarker, CT, MRT, minimalinvasive Chirurgie, computergestützte Radiologie, Neurochirurgie, Entwicklung tumorspezifischer, nebenwirkungsärmerer Chemotherapeutika und erster monoklonaler Antikörper bzw. zielgerichteter Therapeutika) deutlich fortgesetzt.

Die Schulmedizin hat den Kampf der beiden Lager um die Primärbehandlung onkologischer Patienten/Patientinnen eindeutig gewonnen!

Interessant in diesem Zusammenhang ist, dass in der Naturheilkunde immer seltener von Alternativmedizin und immer häufiger von Komplementärmedizin oder besser Integrativer Medizin gesprochen wird.

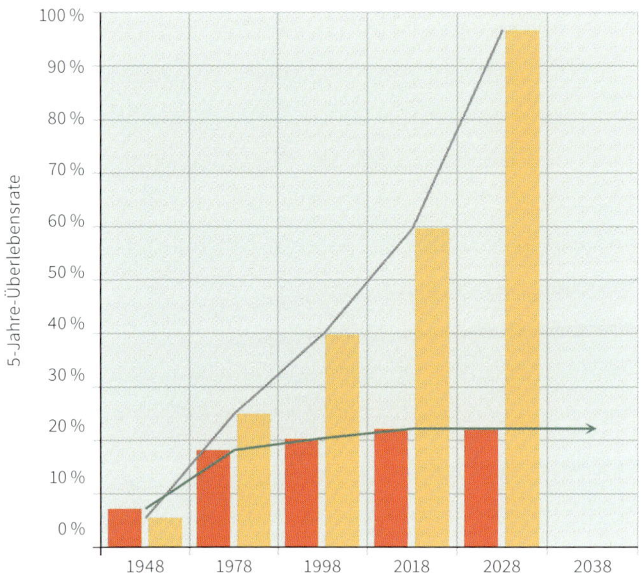

Entwicklung der Schulmedizin im Vergleich zur Komplementärmedizin

(Diese Auswertung entspricht einem Trend, nicht den absoluten Zahlen.)

Anmerkung:
Für uns war es sehr schwierig, diese Abbildung als Ergebnis einer Auswertung vieler hundert Studien korrekt darzustellen. Während die Schulmedizin große Fallzahlen, ausgewertet nach Evidence-Based-Kriterien statistisch valide aufweisen kann, ist die Komplementärmedizin mit vielen unterschiedlichen Therapieansätzen und relativ wenigen validen Studien eher heterogen und daher als experience-based anzusehen.

Obwohl wir den komplementärmedizinischen Ansätzen in der onkologischen Behandlung gerade in Bezug auf Prävention, Lebensqualität und Reduktion möglicher Nebenwirkungen der schulmedizinischen Therapie sehr offen gegenüberstehen, gilt für uns folgender Grundsatz:

Merke:
Für onkologische Patienten und Patientinnen gibt es keine Alternative zur Schulmedizin!

Der „Miracoli"-Effekt und die evidence-based medicine (EBM)

Gleich vorweg: Jeder Vergleich hinkt, trotzdem kann man anhand des von uns so genannten „Miracoli"-Effekts gute Parallelen zwischen Schulmedizin und den EBM-Standards ziehen.

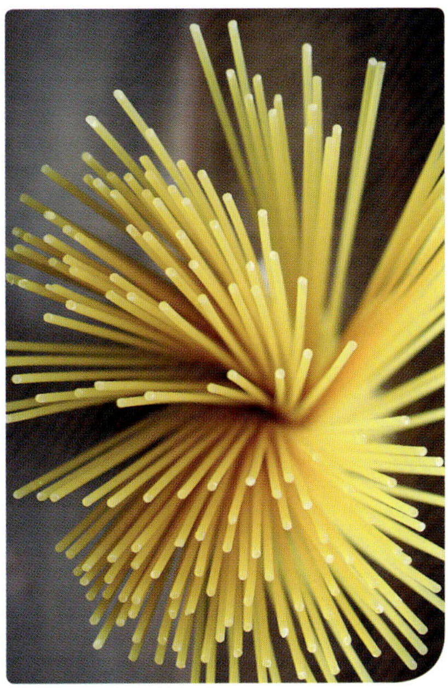

Aber was ist der „Miracoli"-Effekt? Gingen unsere Großeltern früher Nudeln einkaufen oder essen, bekamen sie für das gleiche Geld oft sehr unterschiedliche Qualitäten. Manchmal waren die Nudeln hervorragend, manchmal schlecht. „Mund-zu-Mund"-Propaganda, Bücher wie „Omas geheime Rezepte" oder Bemerkungen wie „Hier kocht der Chef selbst" machten die Runde und gaben persönliche Erfahrungen und Tipps weiter, wo man für sein Geld die beste Qualität bekam. Das Ziel bestand darin – wie bei der eminence-based medicine – sozusagen die „Rosinen im Kuchen" zu finden, also das beste Preis-Leistungs-Verhältnis.

Anfang der 1960er Jahre wurde weltweit mit dem Produkt „Miracoli" ein neuer Nudelstandard eingeführt. Ab diesem Zeitpunkt bekam man für einen akzeptablen Preis durchschnittliche Qualität auf einem immer gleichbleibenden Niveau ohne Ausreißer nach oben oder unten.

Ähnlich verhielt es sich mit der Medizin, ganz besonders in der Onkologie. Bis Anfang der 1990er Jahre des letzten Jahrhunderts herrschte das Prinzip der eminence-based medicine.

Einige wenige herausragende Persönlichkeiten mit ihren Teams leisteten in ausgewählten Zentren Spitzenmedizin. Die breite Masse an Patienten und Patientinnen wurde in allen Fachrichtungen im Durchschnitt allerdings erheblich schlechter versorgt. In der Onkologie führte das zu signifikant unterschiedlichen Behandlungen, Therapieergebnissen und Lebenserwartungen. Deshalb wurden zu dieser Zeit die Standards der evidence-based medicine (EBM) etabliert, mit dem Ziel, Unterversorgungen zu vermeiden und möglichst weltweit alle (onkologischen) Patienten/Patientinnen gleich effektiv zu behandeln.

Nachteil von Standardisierungen allerdings ist, dass einzelne Spitzenleistungen in der medizinischen Behandlung, auch auf Grund von Kostendruck, oftmals nach unten nivelliert werden und nicht mehr in dem hohen Maße möglich sind wie früher. Auch Innovationsprozesse werden durch Standardisierung generell verlangsamt.

Retrospektiv betrachtet, hat sich allerdings die Qualität der Versorgung von Patientinnen und Patienten, insbesondere in der Onkologie (weniger Nebenwirkungen, längere Überlebenszeit), für den Durchschnitt deutlich verbessert, und das zu einem akzeptablen Preis-Leistungs-Verhältnis, so dass EBM-Standards im Sinne der Patientinnen und Patienten zu begrüßen sind.

Krebs heute

Jährlich erkranken alleine in Deutschland (siehe Krebsbericht RKI) über 500.000 Menschen an Krebs. Sie alle bedürfen einer adäquaten Behandlung, was zu einer enormen therapeutischen Leistung führt, die das Gesundheitssystem zu stemmen hat. Jedes Jahr 500.000 Erstdiagnosen, mehrere Millionen Blutabnahmen bis hin zu ca. 350.000 Operationen und ein Vielfaches an Chemo- und Bestrahlungszyklen.

Dazu kommen geschätzte vier Millionen Menschen in Deutschland, die bereits an Krebs erkrankt waren, erfolgreich behandelt wurden und dennoch einer langfristigen intensiven Betreuung bedürfen.

Neuerkrankungen	Frauen	Männer
Absolute Zahl	229.920	252.550
Mittlere Erkrankungsalter	67,2	68,3
Rohe Rate	558,4	639,9
Altersstandardisierte Rate	351,2	434,1
Aktueller Trend[1]	+ 0,8 %	- 0,5 %
Altersstandardisierte Rate EU	327,9	447,6
Prognose für 2020 (absolute Zahl)	244.100	274.900

[1] = durchschnittliche jährliche Veränderung der altersstandardisierten Rate zwischen 2003 und 2013

Überleben	Frauen	Männer
Relatives 5-Jahres-Überleben	66 %	61 %
Relatives 10-Jahres-Überleben	61 %	57 %

Sterbefälle	Frauen	Männer
Absolute Zahl	101.779	121.314
Mittleres Sterbealter	74,3	72,6
Rohe Rate	247,2	307,7
Altersstandardisierte Rate	126,7	196,5
Aktueller Trend[1]	- 0,7 %	- 1,2 %
Altersstandardisierte Rate EU	126,8	211,8
Aktueller Trend EU[1]	- 0,8 %	- 1,5 %

[1] = durchschnittliche jährliche Veränderung der altersstandardisierten Rate zwischen 2003 und 2013

Prävalenz	Frauen	Männer
5-Jahres-Prävalenz	791.770	803.780
10-Jahres-Prävalenz	1.334.320	1.334.270

Epidemiologische Kennzahlen für Krebs gesamt in Deutschland 2013 (EU-Daten 2012)
Aus: Robert Koch-Institut (Hg.): Bericht zum Krebsgeschehen in Deutschland 2016

Aus den Zahlen ergibt sich, dass ca. 51 % aller Männer und ca. 43 % aller Frauen heutzutage im Laufe ihres Lebens an Krebs erkranken (RKI 2017). Wenn man diese objektiven Zahlen betrachtet, kann man dem gesamten

Gesundheitssystem in Deutschland nur tiefen Respekt zollen, was es hier Jahr für Jahr zu leisten vermag.

Betrachtet man das Krebsgeschehen geschlechterbezogen, fällt folgende Verteilung der Tumorlokalisationen auf:

Lokalisation/Diagnose	Anzahl der Neuerkrankungen		Erkrankungsrate[1]		Anzahl der Sterbefälle		Sterberate[1]	
	Frauen	Männer	Frauen	Männer	Frauen	Männer	Frauen	Männer
Lippe, Mundhöhle und Rachen	3.680	9.450	5,9	17,9	1.389	4.084	2,0	7,5
Speiseröhre	1.470	5.110	2,0	9,0	1.192	4.244	1,5	7,4
Magen	6.290	9.340	7,9	15,5	4.031	5.591	4,6	9,0
Dünndarm	1.010	1.200	1,5	2,1	256	299	0,3	0,5
Dick- und Enddarm	27.210	33.370	34,4	55,3	11.818	13.444	12,7	21,3
Anus	1.150	680	1,8	1,3	267	164	0,3	0,3
Leber	2.630	6.160	3,5	10,3	2.467	5.000	3,0	8,1
Gallenblase u. -wege	2.970	2.320	3,5	3,7	2.086	1.489	2,3	2,3
Bauchspeicheldrüse	8.480	8.660	10,4	14,3	8.328	8.273	9,7	13,4
Sonstige Verdauungsorgane	600	510	0,7	0,8	567	483	0,5	0,8
Nasen, Nebenhöhlen, Mittelohr	320	560	0,5	1,0	79	156	0,1	0,3
Kehlkopf	530	2.990	0,9	5,3	230	1.254	0,3	2,2
Lunge	18.810	34.690	28,6	58,6	15.140	29.708	21,7	48,8
Mediastinum/ Brustorgane	210	300	0,3	0,5	117	185	0,2	0,3
Knochen u. Knorpel	400	460	0,8	1,0	183	202	0,3	0,4

Lokalisation/Diagnose	Anzahl der Neuerkrankungen		Erkrankungsrate[1]		Anzahl der Sterbefälle		Sterberate[1]	
	Frauen	Männer	Frauen	Männer	Frauen	Männer	Frauen	Männer
Malignes Melanom d. Haut	10.470	10.940	19,2	19,9	1.255	1.787	1,7	3,0
Mesotheliom	320	1.300	0,4	2,0	297	1.157	0,4	1,7
Weichteilgewebe ohne Mesotheliom	1.850	2.090	3,1	4,0	831	744	1,2	1,3
Brustdrüse	71.640	680	119,3	1,1	17.853	156	23,6	0,2
Vulva	3.260		4,6		833		0,9	
Gebärmutterhals	4.610		9,2		1.550		2,5	
Gebärmutterkörper	10.870		16,4		2.579		3,1	
Eierstöcke	7.320		11,2		5.466		7,1	
Sonstige weibliche Geschlechtsorgane	1.110		1,6		485		0,6	
Prostata		59.620		98,0		13.408		20,0
Hoden		4.120		10,5		158		0,3
Sonstige männliche Geschlechtsorgane		880		1,5		182		0,3
Niere	5.550	9.360	7,9	16,4	2.100	3.358	2,3	5,4
Harnblase	4.200	11.750	4,9	18,8	1.863	3.894	1,8	6,0
Ableitende Harnwege u. nicht näher bez. Harnorgane	1.030	1.740	1,2	2,7	1.127	2.462	1,2	3,8
Auge	400	430	0,7	0,8	138	133	0,2	0,2
Zentrales Nervensystem	3.270	3.970	5,6	7,8	2.563	3.252	4,0	6,0
Schilddrüse	4.240	1.950	8,9	4,1	479	297	0,5	0,5
Nebennieren u. andere endokrine Drüsen	240	210	0,5	0,5	310	407	0,5	0,7

Lokalisation/Diagnose	Anzahl der Neuerkrankungen		Erkrankungsrate[1]		Anzahl der Sterbefälle		Sterberate[1]	
	Frauen	Männer	Frauen	Männer	Frauen	Männer	Frauen	Männer
Ungenau/nicht näher bez. Lokalisationen	6.110	6.150	7,4	10,2	5.320	5.087	6,0	8,3
Morbus Hodgkin	1.010	1.340	2,3	3,1	171	185	0,2	0,3
Non-Hodgkin-Lymphome u. bösartige immunproliferative Krankheiten	7.800	8.850	11,3	15,5	2.992	3.507	3,3	5,5
Multiples Myelom	2.980	3.680	3,9	6,0	1.835	2.146	2,1	3,3
Leukämien	5.820	7.570	8,6	13,7	3.560	4.395	4,1	7,0
Sonst. Malignome d. blutbildenden und lymphatischen Systems	90	140	0,2	0,3	18	22	0,0	0,0
Krebs gesamt (ohne nicht melanotischen Hautkrebs)	**229.900**	**252.600**	**351,2**	**434,1**	**101.775**	**121.313**	**126,7**	**196,5**
Nicht melanotischer Hautkrebs	100.600	111.000	140,4	178,4	315	434	0,8	1,1

Anzahl der Krebsneuerkrankungen und -sterbefälle in Deutschland sowie altersstandardisierte Raten, 2013 (Quelle: Zentrum für Krebsregisterdaten, Statistisches Bundesamt)

[1] = je 100.000 Einwohner, altersstandardisiert nach alter Europastandardbevölkerung

Es ist also zu beobachten, dass bei den Todesfällen das Lungenkarzinom bei Frauen dabei ist, das Mammakarzinom von Platz 1 zu verdrängen. Hierfür werden unterschiedliche Ursachen verantwortlich gemacht. Maßgeblich dürften aber lebensstilbedingte (Frauen rauchen mit Beginn der Emanzipation mehr) und medizinische Faktoren (verbesserte Früherkennung und Therapie beim Mammakarzinom) sein.

Das Beispiel zeigt, dass das Krebskrankheitsgeschehen permanent in Fluss ist und das Erfassen von statistischen Daten zur Auswertung aller Therapieeffekte auch in Zukunft zur Sicherung einer optimalen Therapie (z.B. Ausstattung onkologischer Stationen und gut ausgebildete Ärzte/Ärztinnen mit Zugang zu allen modernen Therapiemöglichkeiten) wichtig ist. Zudem ist durch eine immer älter werdende Bevölkerung eine deutliche Erhöhung der genannten Zahlen zu erwarten.

Deshalb sollte unserer Meinung nach schon jetzt, gerade in Hinblick auf den bestehenden Mangel an Ärzten/Ärztinnen und Pflegepersonal, eine langfristige Strategie entwickelt werden, um die Therapie und Versorgung der onkologischen Patienten/Patientinnen zu sichern.

Schon heute müssen die Dienstleister im Gesundheitswesen (Pflegepersonal, Physiotherapeuten/Physiotherapeutinnen, Apotheker/Apothekerinnen und Ärzte/Ärztinnen) zwischen 30 % und 60 % ihrer täglichen Arbeitszeit für Bürokratie und Verwaltung aufwenden, Tendenz steigend. In der Reduzierung der teilweise sinnbefreiten Bürokratie sehen wir die wichtigste Stellschraube, um auch in Zukunft gute Medizin, Therapiesicherheit und Versorgung zu gewährleisten.

Der Krebspatient/die Krebspatientin in der Therapie – immungeschwächt und gefährdet

Spätestens seit der Coronaviruswelle im Jahr 2020 ist jedem klar, dass immungeschwächte Menschen besonders gefährdet sind, an Infekten schwer zu erkranken, ja sogar zu versterben. Deshalb sollte ein Krebspatient/eine Krebspatientin gerade in den Zeiten der Chemotherapie und Bestrahlung sehr auf seine/ihre Gesundheit achten und ganz bewusst alle Hygiene- und Vorbeugemaßnahmen einhalten.

Generelles Ziel der nachfolgend angeführten Empfehlungen ist es, den Bakterien- oder Virusload nicht nur an der Mund-/Nasenschleimhaut, sondern später auch in der Blutbahn oder in den Organsystemen (z.B. Lunge) zu reduzieren. Damit wird das Immunsystem zugunsten anderer Aufgaben, wie der Bekämpfung von Krebszellen, entlastet.

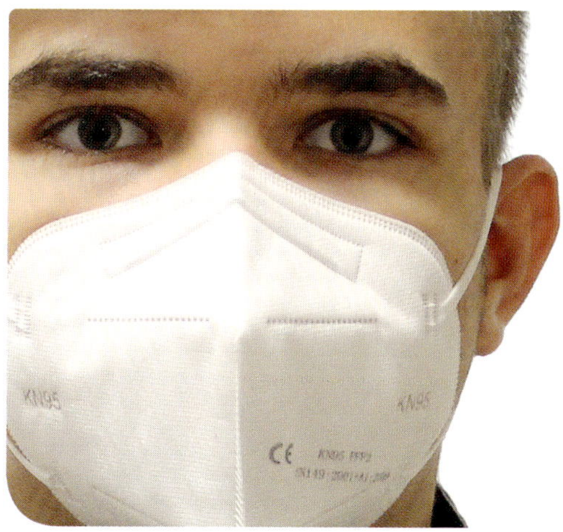

Die wichtigsten Eigenschutzmaßnahmen, die Sie während einer Chemotherapie beachten sollten, sind:

- Impfungen, insbesondere gegen Influenza und Corona, wahrnehmen. Impfungen gelten wissenschaftlich als eine der größten Errungenschaften überhaupt. Die Statistiken belegen

eindrücklich, dass viele gefährdete Patienten/Patientinnen nach einer Grippe-/Coronaimpfung keine oder eine weniger starke Infektion erleiden mussten.
In diesem Zusammenhang ist es nicht verständlich, warum teilweise abstruse Ansichten oder Verschwörungstheorien im Internet zu Impfungen verbreitet werden.

Merke:
Impfungen sind ein bewiesener und wirksamer Schutz, von dem gerade immungeschwächte Patienten/Patientinnen besonders profitieren.

- A-H-A-Maßnahmen (Abstand halten – Händehygiene – Atemmaske) einhalten.

Krebspatienten/-patientinnen, die sich in einer Chemo-/Radiotherapie befinden, sollten infizierte Personen strikt meiden. Das gilt auch für den Arztbesuch, wo man vielleicht außerhalb des Wartezimmers einen separaten Platz nutzen kann. Auch den Kontakt zu vielen anderen Personen (z.B. in öffentlichen Verkehrsmitteln) oder größere Menschenansammlungen sollten vermieden werden. Bitte bedenken Sie, dass in dieser speziellen Situation auch das fiebernde Enkelkind oder die/der hustende Partner/Partnerin eine erhöhte Infektionsgefahr darstellt.

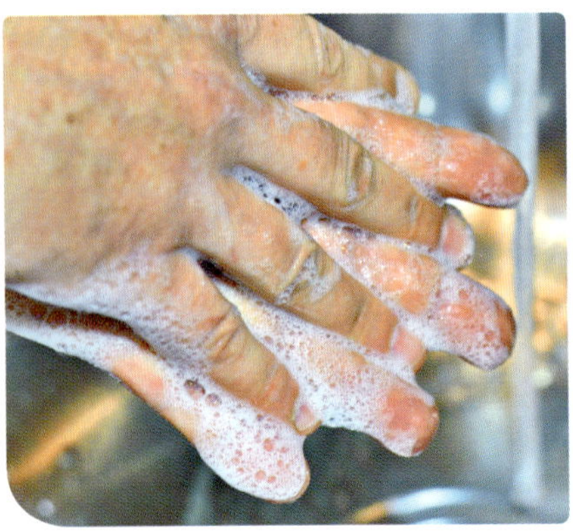

Ein Mindestabstand von 1,5 Meter zu anderen Personen reduziert die Übertragungswahrscheinlichkeit deutlich.

Da die meisten Keime als Tröpfcheninfektionen übertragen werden, sollten Sie regelmäßig (3–5 x am Tag) mindestens zwei Minuten mit Seife gründlich Ihre Hände waschen.
Auch die regelmäßige Nutzung von Desinfektionsmitteln ist zu empfehlen. Dies garantiert genauso wie eine Nieshygiene (Wegdrehen vom Gegenüber, niesen in ein Einmaltaschentuch oder mindestens in die Ellbogenbeuge) eine deutliche Keimreduktion und damit weniger Infektionsgefahr.
Eine weitere Reduktion des Erregerloads wird durch das Tragen einer medizinischen Atemmaske (mindestens FFP2-Standard) ermöglicht.

- Immunboost bei Infektgefahr.
  Es gibt gute Studien darüber, dass ein gezielter Immunaufbau mit Vitamin C und Zink (siehe Produkte ab Seite 149) durch Erhöhung der antioxidativen Kapazität einen wirksamen Schutz vor Erkältungen darstellt oder das Abklingen bereits erfolgter Infekte beschleunigen kann.
  Zudem scheint ein hoher Vitamin-D-Spiegel von 60–90 ng/ml im Blut wichtig zu sein, um leukozytäre Vitamin-D-Rezeptoren zu aktivieren (siehe Produkte ab Seite 149).

- Einnahme von Lysozym.
  Das Enzym Lysozym gilt als sehr wirksamer Modulator bei viralen und bakteriellen Immunvorgängen. Insbesondere im Mund-/Nasenraum ist es als Bestandteil der unspezifischen Immunabwehr gegen Keime sehr aktiv.
  Lysozym kann als proteolytisches Enzym Viren und

Link zu den Studien:
https://www.enzymforschungsgesellschaft.de/studien.html

Bakterien an verschiedenen Eiweißmolekülen ihrer Zellwand oder Hülle angreifen, diese spalten und somit den Erreger zerstören.

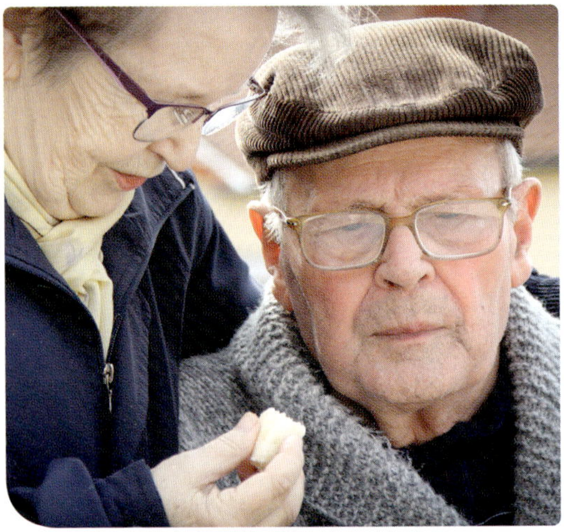

Bei Älteren und Immungeschwächten ist der Lysozymgehalt in der Mundschleimhaut deutlich geringer und dadurch die relative Gefahr einer Ansteckung erhöht. Deswegen hat sich der Nutzen eines Lysozymsprays (z.B. Innova Immun Spray) zur zusätzlichen Vorbeugung bewährt.

Schulmedizin schafft Leben, Komplementärmedizin schafft Lebensqualität

Wie schon beschrieben, ist die Entwicklung der Schulmedizin seit den 1980er Jahren in der Onkologie derart erfolgreich, dass die Aussage „Schulmedizin schafft Leben“ absolut berechtigt erscheint. Die Fünf-Jahres-Überlebensraten steigen seither stetig an und bei einzelnen Krebsarten ist die Behandlung inzwischen so effektiv, dass die/der Betroffene mit ihrem/seinem Krebs leben kann und eine normale Lebenserwartung haben wird.

Nichtsdestotrotz ist die schulmedizinische Behandlung von Krebs in den meisten Fällen belastend, die Lebensqualität teilweise erheblich eingeschränkt und Erkrankte haben das Gefühl, durch „ein Tal der Tränen“ gehen zu müssen.

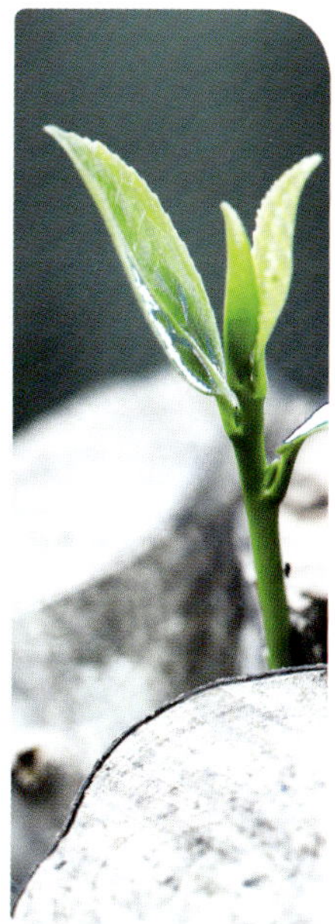

Das Nebenwirkungsspektrum reicht von Magen-Darm-Beschwerden, Übelkeit mit Erbrechen, Gewichtsverlust, Kopfschmerzen, Hautveränderungen und Haarausfall über Müdigkeit, Schwäche und Antriebslosigkeit bis hin zu Neuropathien und Lebensüberdruss.

Erfahrungsgemäß helfen komplementärmedizinische Maßnahmen sehr gut dabei, diese Nebenwirkungen abzuschwächen und rascher eine bessere Lebensqualität wiederherzustellen. Bildlich gesprochen wird die durch die Schulmedizin zerbombte Landschaft schneller wieder renaturiert, sozusagen begrünt.

Auch psychoonkologisch ist die Komplementärmedizin wertvoll, da sie Betroffenen vermittelt, auch selbst einen zusätzlichen Beitrag zur Genesung leisten zu können.

Eine wichtige Rolle spielen dabei:

- **Mikronährstoffe**. Dem Verlust an Mikronährstoffen, der durch erhöhten Verbrauch (Chemotherapie), reduzierte Zufuhr (Appetitlosigkeit, Exsikose, Erbrechen) oder beides zusammen entsteht, wird gezielt und individuell durch entsprechende Supplementierung begegnet.
- **Enzyme** (siehe dazu Seite 73 ff.)
- **Mikrobiomtherapie** (MT). Eine Schädigung des Mikrobioms durch Chemo und Bestrahlung bzw. Antibiosen während der Operation wird nach vorheriger Stuhluntersuchung durch das Instrumentarium MT mit einem individuellen Therapieplan ausgeglichen.
- **Phytotherapie**. Einer erhöhten Leberbelastung durch die notwendigen allopathischen Arzneimittel (z.B. nach Chemo) können eingestellte Pflanzenextrakte der Phytotherapie entgegenwirken.

Darüber hinaus gibt es noch weitere Optionen, wie etwa die Mykotherapie (Heilpilze).

In Summe können komplementärmedizinische Instrumentarien eine beschleunigte Entgiftung des Körpers in Gang setzen und dadurch die Nebenwirkungen schulmedizinischer Behandlungen reduzieren.

Ziel ist es, die „Wüste“, die die onkologische Therapie hinterlassen hat, wieder zu „begrünen“. Die „Zahnräder“ unserer Regulationsmechanismen werden so wieder in die richtige Richtung gedreht und greifen wieder funktionierend ineinander.

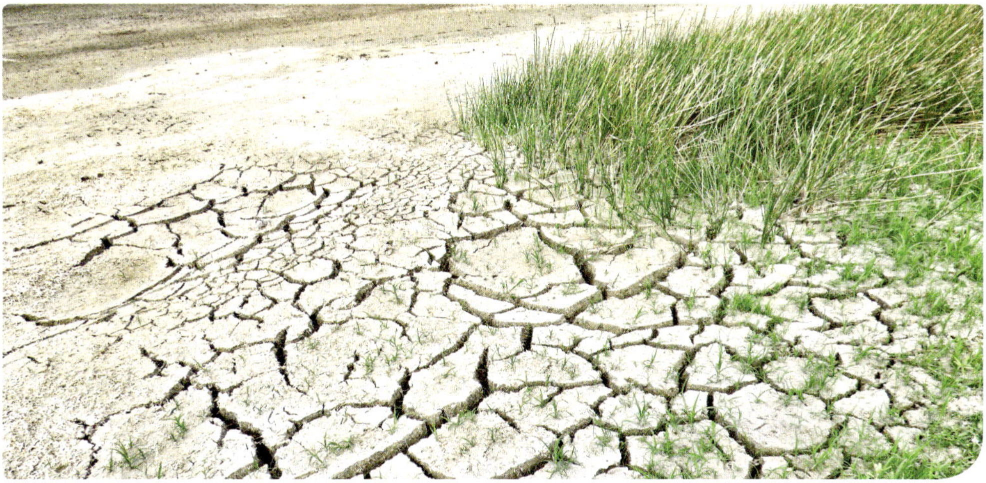

Wie dieses Konzept bei den einzelnen Tumorarten funktioniert wird ab Seite 125 beschrieben.

Aber lesen Sie hier bitte weiter!

Die Waffen der Schulmedizin – „Alles raus, was keine Miete zahlt"

Onkologie in der Schulmedizin heute ist wesentlich mehr als „Stahl, Strahl, Chemo", was bis in die 90er Jahre des letzten Jahrhunderts hinein für alle Patienten und Patientinnen relativ unspezifisch angewendet wurde.

Heute wird jede/r Patient/in in interdisziplinären Tumorkonferenzen aus dem Blickwinkel verschiedener Fachabteilungen beleuchtet und dann einem individualisierten Therapieschema zugeführt.

Grundlage der personalisierten Therapieentscheidungen sind heutzutage, neben dem Ausbreitungsstadium, sogenannte Biomarker und genetische Analysen der Tumoren. Damit wird entschieden, ob primär eine Chemotherapie, eine zielgerichtete Therapie oder eine Immuntherapie mit sogenannten Checkpoint-Inhibitoren gemacht werden soll.

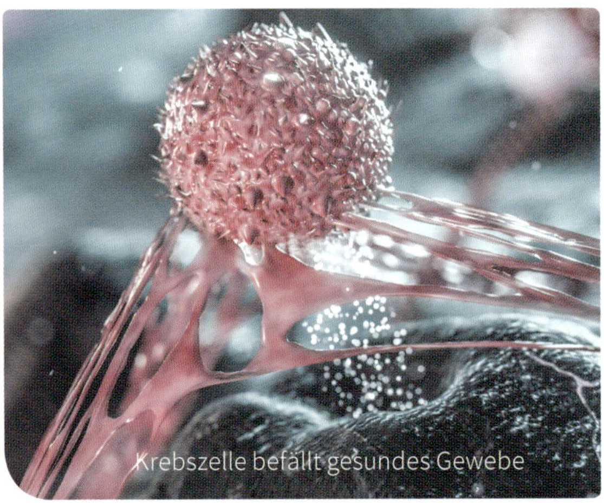
Krebszelle befällt gesundes Gewebe

Welche Möglichkeiten bietet die Schulmedizin bei der Diagnose Krebs?

Fangen wir mit dem frühestmöglichen Zeitpunkt an, also mit der präventiven Diagnostik und der Analyse von Tumormarkern. Die

Bestimmung spezifischer Marker wird von Schulmediziner/-innen teils befürwortet, teils diskutiert. Folgende Aussage wird immer wieder angeführt, um Tumorparameter nicht zu bestimmen: „Wie geht der Patient/die Patientin damit um, wenn einzelne Marker leicht erhöht sind, welche Konsequenzen sollen dann daraus gezogen werden? Verunsichere ich meine Patientinnen/Patienten nicht nur?“

Wir haben dazu eine eindeutige Meinung und erklären Ihnen im Folgenden, wie wir diese Diagnostik einsetzen.

Ein einzelner Wert, einmal bestimmt, hat sicherlich eine eher geringe Aussagekraft. Unser Konzept besteht darin, über eine regelmäßige (z.B. jährliche) Bestimmung aller relevanten Tumormarker über die Jahre einen Verlauf dieser Werte zu ermitteln. Steigen dann zu einem Zeitpunkt X einer oder mehrere Parameter an, dann ist daraus eine gezielte Folgediagnostik abzuleiten und durchzuführen. Diese leitliniengerechte Tumorvorsorge dient der frühzeitigen Erkennung und damit frühzeitigen Therapie onkologischer Veränderungen. Je früher der Krebs festgestellt wird, desto größer ist die Chance einer kurativen Therapie (z.B. beim Prostatakarzinom).

Operation (OP) –

das ist aus der onkologischen Trias „Stahl, Strahl, Chemo“ der Stahl

Frühzeitig erkannt (siehe Tumormarkerbestimmung), kann der solide Tumor komplett und kurativ chirurgisch entfernt werden.

Jackpot, Angriff erfolgreich abgewehrt! Herzlichen Dank lieber Chirurg/liebe Chirurgin für die hervorragende Arbeit. In diesem operativen Segment sind wir im deutschsprachigen Raum mit führend in der Welt.

Eventuell haben Sie OP-Nachwirkungen, vielleicht auch für eine überschaubare Zeit Einschränkungen Ihrer Lebensqualität (z.B. Inkontinenz nach Prostata-OP), dennoch ist eine OP ein effektiver und meist sehr erfolgreicher Schritt zur Tumorbekämpfung.

Also: Anpacken, OP, Reha-Maßnahmen konsequent durchziehen und auch nach der Reha fortführen! Bei allem Aufwand: „Sie haben gewonnen!"

Sollte die OP keinen kurativen Ansatz mehr verfolgen, heißt es trotzdem: „Alles raus, was keine Miete zahlt!" (Was also nicht zu mir gehört.) Damit alleine haben Sie schon das gute Gefühl, einen Feind, oder einen Teil von ihm, eliminiert zu haben. Jetzt allerdings kommen auch noch Strahl und Chemo dazu. Klingt schlimm, ist aber dafür da, Patienten und Patientinnen so gut wie möglich noch eine Heilung zu bieten oder aber die Krebsaktivität so zu reduzieren, dass eine möglichst lange Lebensphase bei hoffentlich hoher Lebensqualität (siehe Seite 144 f.) möglich ist.

Bestrahlung –

das ist aus der onkologischen Trias „Stahl, Strahl, Chemo" der Strahl

All die Bereiche des Tumorgewebes, die durch eine OP nicht vollständig entfernt werden konnten, werden durch gezielte Bestrahlung des Areals abgetötet, womit ein weiteres Wachstum verhindert wird.

Durch eine gezielte und lokal verabreichte Strahlendosis sind die Kollateralschäden in der Umgebung des Tumors eher gering. Für die Gewebebereiche allerdings, die direkt im Strahlenkanal liegen, gilt das nicht immer. Schwere Verbrennungsschäden können auftreten. Zur Abmilderung dieser Nebenwirkung kann die Komplementärmedizin einen wichtigen Beitrag leisten, z.B. durch die Gabe von Vitamin A (siehe Seiten 70 und 149).

Chemotherapie –

das ist aus der onkologischen Trias „Stahl, Strahl, Chemo" die Chemo

Dieser auf Zytoreduktion ausgerichtete Teil der Onkologie hat seit den Anfängen der Therapie eine immense Weiterentwicklung erfahren (siehe Seite 19).

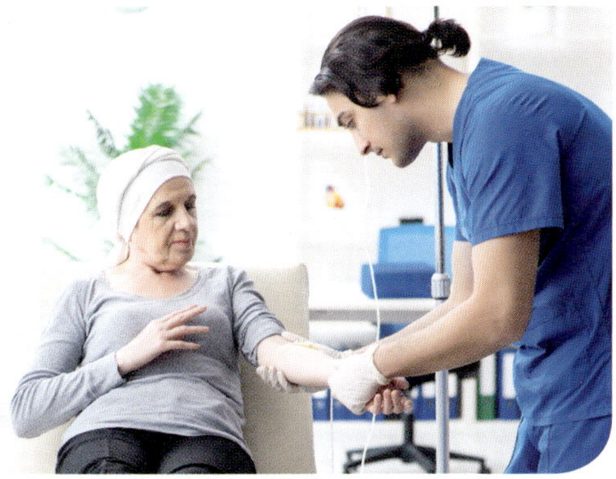

Die Wirkstoffkombinationen und deren Dosierungen werden an die einzelnen Tumorarten immer besser angepasst, optimiert und individualisiert.

Auch das genetic screening spielt eine wichtige Rolle bei der Auswahl der geeigneten, zielgerichteten Therapie und wird in Zukunft weitere große Therapiefortschritte erwarten lassen.

Monoklonale Antikörper

Mit Monoklonalen Antikörpern versucht die Wissenschaft ein Grundprinzip des natürlichen Immunsystems nachzuahmen.

Antikörper binden Feinde (Antigene) zu Immunkomplexen, die dann auf Zellmembranen (z.B. auf Tumorzellen) von Phagozyten eliminiert werden.

Schon in der Behandlung von chronisch-entzündlichen Erkrankungen (Rheuma, Morbus Crohn, Psoriasis) gelingt es seit ca. 30 Jahren, das Zytokin (Botenstoff) TNF-α durch den genetisch hergestellten Monoklonalen Antikörper Infliximab zu binden und zu neutralisieren.

Dadurch kommt es zu einem Rückgang der Entzündung, zur Stabilisierung des Gesundheitszustands und zu mehr Lebensqualität bei Betroffenen.

Gerade bei schweren Verlaufsformen ist das Nebenwirkungsspektrum deutlich geringer als bei klassischen Therapien (z.B. Corticosteroide oder MTX).

Dasselbe Wirkprinzip, die Bindung von für die Krankheitsentwicklung nachteiligen extrazellulären Strukturen, wird in der Onkologie verwendet, um zielgerichtete, nebenwirkungsarme Therapieerfolge zu ermöglichen.

So bindet der Monoklonale Antikörper Rituximab an das Markermolekül CD20 auf der Oberfläche von B-Lymphozyten und stoppt ihre unkontrollierte Wachstumsrate, was gerade bei den hämatologischen Tumoren (Non-Hodgkin-Lymphom oder chronisch-lymphatische Leukämie) enorme Erfolge gebracht hat.

Der Monoklonale Antikörper Bevacizumab dagegen bindet an den Botenstoff VEGF (vascular endothelial growth factor), reduziert Neoangiogenese und wird sehr erfolgreich in der Behandlung von z.B. kolorektalen Karzinomen eingesetzt. Zusätzlich kann alleine die Bindung eines Antikörpers an eine Zelle deren Apoptose auslösen.

Aufgrund des schon jetzt günstigen Wirkungs-Nebenwirkungs-Profils sind derzeit (Stand Juli 2021) weitere über 100 Wirkstoffe dieser Klasse in der Entwicklung.

Spannendes Detail am Rande: An der Universität Homburg/Saar wurde vor kurzem eine Studie veröffentlicht, die belegte, dass Vitamin-D-Mangel proportional die Wirksamkeit des Monoklonalen Antikörpers Rituximab reduziert. So scheint es sinnvoll zu sein, Rituximab-Patienten/-Patientinnen im Speziellen, möglicherweise aber alle Onkologiepatienten/-patientinnen im Allgemeinen, auf hoch normale Vitamin-D-Spiegel zu bringen um synergistische Effekte zu nutzen.

Vitamin D ist für uns Autoren ein Paradebeispiel für einen „connecting link" zwischen evidence-based und experience-based medicine.

Gentechnologie

Der Begriff Gentechnologie ist bei vielen Menschen negativ assoziiert. Dies liegt zum Teil an medialen, politischen und ideologischen Übertreibungen, Falschdarstellungen oder Fehlinformationen.

Generell sollte man als Informierte/r zwei Dinge zu unterscheiden wissen:

Das eine sind genetisch veränderte/optimierte Pflanzen, wie der Genmais. Hier bringen wir möglicherweise unerwünschte Innovationen in die Welt, die die Natur selbst so nicht vorgesehen hat. Diese Veränderung betrifft dann ganze Landstriche und die dortigen Lebewesen.

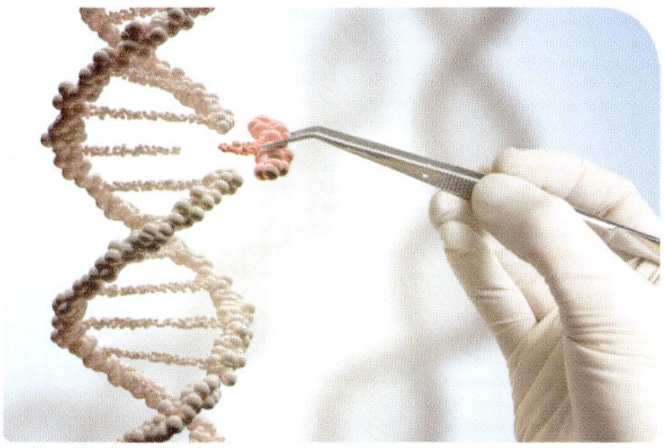

Gentechnologie in der Medizin allerdings kann Lebensqualität und Lebenserwartung von erkrankten Menschen grundsätzlich verlängern und verbessern.

Gerade in der Onkologie konnte man aufgrund des Wissens, dass viele Tumorarten genetische Ursachen haben, eine Therapie generieren, die enorme Behandlungserfolge geschaffen hat und schaffen wird.

Merke:
Gentechnologie in der Onkologie hat mit „Genmais" nichts zu tun. Sie wird in Zukunft der Schlüssel sein, Heilungen bei Krebs zu ermöglichen.

Schon heute versucht man möglichst vielen Krebspatientinnen und -patienten Gewebeproben zu entnehmen, zu sequenzieren und aufbauend auf den Ergebnissen die optimale, individualisierte Therapie zusammenzustellen.

Durch diese genbasierte Diagnostik werden wir schon in den nächsten Jahren komplett neue patientenspezifische, individualisierte Therapien entwickeln und verabreichen.

Es ist zu erwarten, dass die Fünf- und Zehn-Jahres-Überlebensraten nochmals deutlich steigen werden, bei gleichzeitig signifikant reduzierten Nebenwirkungen.

Die genbasierte Pharmakologie wird die Zukunft der Onkologie bestimmen (siehe dazu auch Seite 45).

Palliativmedizin und Schmerztherapie

Die Palliativmedizin beginnt, per Definition, wenn eine kurative, das heißt heilende Behandlung nicht mehr anspricht oder aufgrund des körperlichen Zustands des Patienten/der Patientin nicht mehr durchgeführt werden kann.

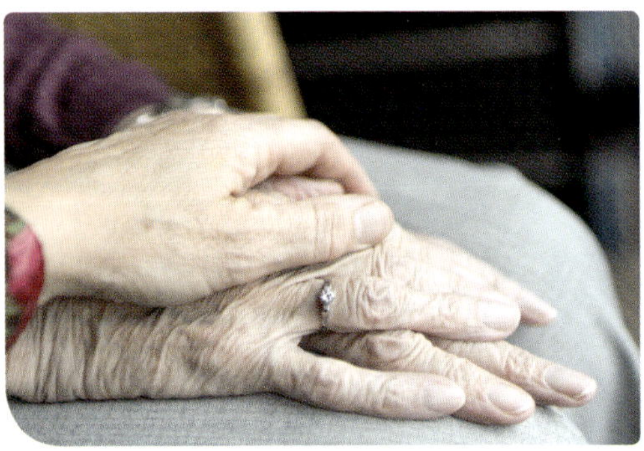

Zu diesem Zeitpunkt rücken die psychologische und soziale Betreuung sowie die Schmerztherapie in den Focus.

Ziel ist es, Betroffenen ein möglichst beschwerdearmes Leben und ein Maximum an Lebensqualität zu ermöglichen – soweit es ihre Situation zulässt. Dazu werden Symptome, wie Schmerz oder Atemnot, Übelkeit und Erbrechen, aber auch Unruhe, psychische Belastung und Angst behandelt.

Die Palliativmedizin ist nicht nur auf die Onkologie beschränkt, sondern umfasst auch andere schwere Erkrankungen, wie beispielsweise Herz-Kreislauf-Erkrankungen, COPD, Schlaganfall und neuronale Erkrankungen, wie ALS und Morbus Parkinson.

Betroffene haben uns oft berichtet, dass nicht so sehr die Angst vor dem Tod, sondern viel mehr die Angst vor dem „Wie darf ich rübergehen?", sozusagen die verschiedenen „End-of-Life-Szenarien", ihre Gedanken beherrschen.

Besonders die Furcht vor nicht auszuhaltenden Schmerzzuständen steht im Vordergrund.

Hier hat die moderne Schmerztherapie mit ihren individuellen und differenzierten Therapieplänen große Möglichkeiten entwickelt, um schnell und effektiv zu helfen. Nutzen Sie im Bedarfsfall bitte diese Möglichkeiten, Sie müssen nicht unnötig mit Schmerzen leben.

Weitere Therapiekonzepte der Palliativmedizin umfassen Probleme mit der Atmung und Luftnot, Schwächezustände des Patienten/der Patientin (Fatigue), Appetitlosigkeit und Kachexie sowie Haut- und Schleimhautprobleme, wie Mundtrockenheit, Juckreiz und Schwitzen oder schlecht heilende Wunden.

Psychische Belastungen und Angstzustände werden im Gespräch zwischen dem behandelnden Arzt/der behandelnden Ärztin bzw. dem/der Pflegenden und dem Patienten/der Patientin offen und einfühlsam besprochen. Entspannungsmethoden, Psychotherapie und Medikationen werden unterstützend zur kontinuierlichen Betreuung eingesetzt (siehe auch Seite 55).

Ziel aller Maßnahmen der Palliativmedizin ist es, Betroffenen einen würdevollen und schmerzfreien Lebensausklang mit einem „Rübergehen in die andere Welt“ zu ermöglichen.

Zielgerichtete Therapie

Mit zunehmender Erforschung des intrazellulären Stoffwechsels und der damit verbundenen Signalketten konnten Moleküle (Targets) erkannt werden, die z.B. unkontrolliertes Zellwachstum, Neoangiogenese und den Zelltod (Apoptose) beeinflussen.

In der Forschung ist es gelungen, Moleküle zu entwickeln, die intrazellulär in Tumorzellen (Targets) das Tumorwachstum regulieren oder gar blockieren können.

Der große Vorteil der zielgerichteten Therapie im Gegensatz z.B. zur Chemotherapie besteht darin, dass fast nur betroffene Tumorzellen und weniger gesunde Zellen in der Umgebung erreicht und therapiert werden.

Die Folge ist eine deutliche Reduktion der Nebenwirkungen und der Kollateralschäden im gesunden umliegenden Gewebe.

Ein prominentes Beispiel war die Entwicklung von am Computer designten Molekülen und des Tyrosinkinaseinhibitors Imatinib, was die Behandlung der chronisch-myeloischen Leukämie geradezu revolutionierte.

Mittlerweile gibt es Weiterentwicklungen solcher Wirkstoffe, die sich noch exakter an solche Zellstrukturen binden und damit zu noch besseren Therapieerfolgen führen.

Spannend und auf diesen Erfolg aufbauend ist inzwischen der Wirkstoff Nilotinib, der sich noch besser an die Zellstruktur anpasst und 30-mal potenter wirkt als Imatinib.

Mit der Weiterentwicklung dieser zielgerichteten intrazellulären Therapie sind in den nächsten zehn Jahren Durchbrüche, ja sogar Heilungen bei verschiedenen Krebsarten zu erwarten.

Zweitgenerationsinhibitoren „better fit“

IMATINIB

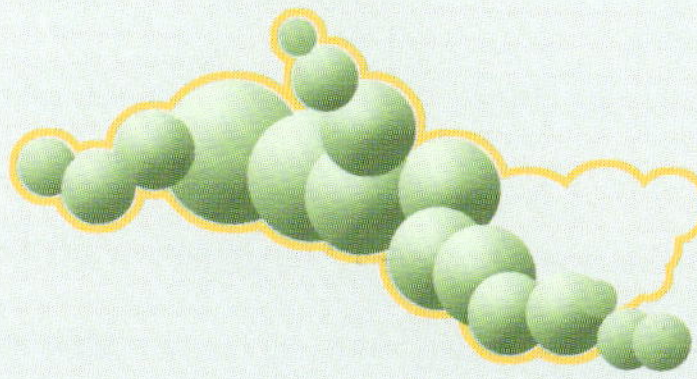

NILOTINIB

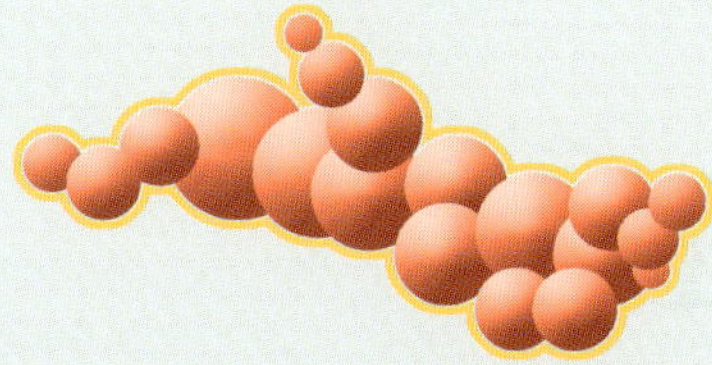

Nilotinib ist 30 × potenter als Imatinib.

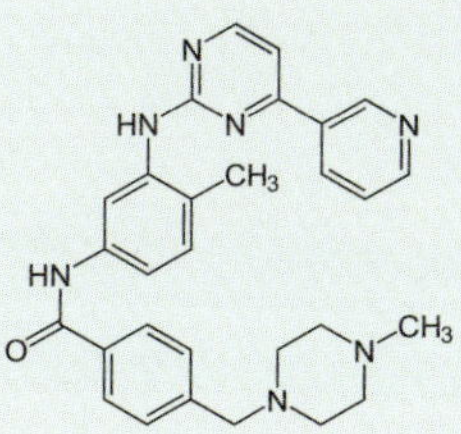

Strukturformel des Wirkstoffes **Imatinib**

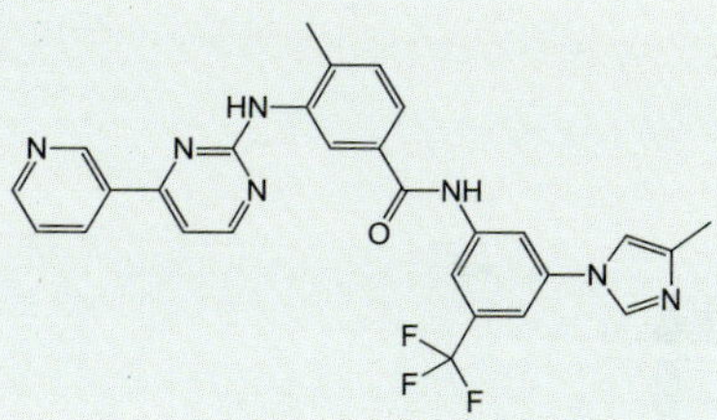

Strukturformel des Wirkstoffes **Nilotinib**

Die Instrumentarien der Komplementärmedizin – „Blumen für die Wüste"

In den letzten 40 Jahren hat die Komplementärmedizin innerhalb der Onkologie keine revolutionären Verfahren oder innovativen Substanzen entdeckt oder entwickelt. Allerdings hat sie ihre teilweise seit Jahrhunderten bestehenden Methoden in Bezug auf Dosierung, Bioverfügbarkeit und Applikationsform deutlich optimiert und zum Teil in Studien, die auch EBM-Kriterien genügen, manifestiert. Manche Ergebnisse waren und sind so gut, dass sie inzwischen auch Einzug in schulmedizinische Therapiekonzepte gehalten haben.

Lebensstil

LS

„Du bist, was du isst!" ist ein im Volksmund geläufiges, in der Realität selten optimal umgesetztes Sprichwort. Wir neigen in der modernen Medizin gerne dazu, eine technische Untersuchung zu veranlassen oder ein Medikament zu geben, dabei ist der individuelle Lebensstil für die Prävention, die Therapie und Sekundärprävention von Krankheiten der wahrscheinlich wichtigste Faktor überhaupt.

Unser Körper ist ein biologisch-dynamisches System, das unter verschiedensten Umweltbedingungen in allen Altersstufen stabil und gesund bleiben soll. In der täglichen Praxis fällt auf, dass Patienten und Patientinnen auf verschiedene Belastungen, je nach ihrem Konstitutionstyp, sehr unterschiedlich reagieren.

Wir können unseren Körper sozusagen als „Fass“ verstehen, das durch verschiedene Belastungen langsam vollläuft. Ist das Fass voll, läuft es über und wir werden krank.

Wir sollten deshalb alle Faktoren, die unseren Körper in übermäßiger Form belasten, vermeiden, um einem „Überlaufen unseres Fasses“, also dem Krankwerden, vorzubeugen.

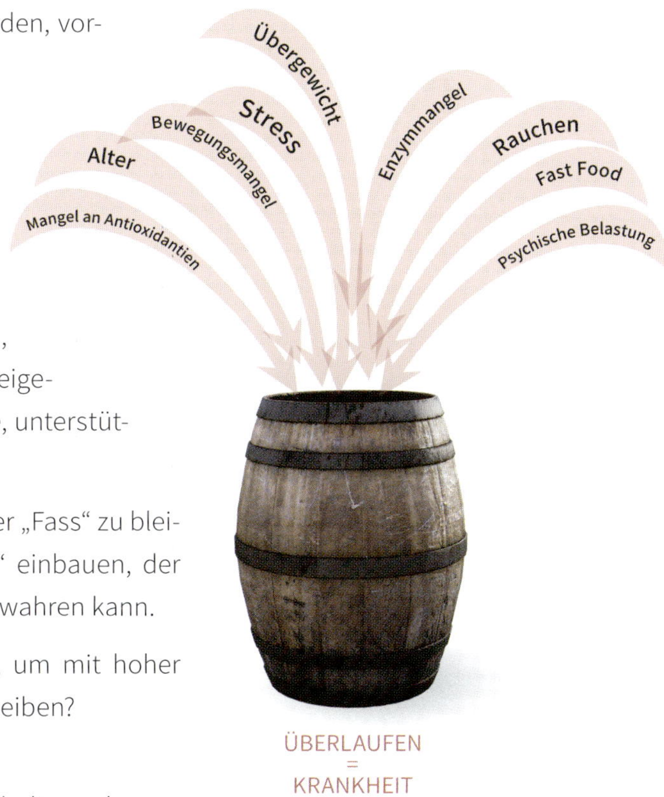

Zusätzlich ist unser Körper durch seine Schutzsysteme, auch durch sein Immunsystem, in der Lage, Belastungen auszugleichen und zu regenerieren. Hier spielt der Lebensstil, der Stil des Umgangs mit dem eigenen Körper, eine entscheidende, unterstützende Rolle.

Wir können, um bei der Metapher „Fass“ zu bleiben, sozusagen einen „Abfluss“ einbauen, der das Fass vor dem Überlaufen bewahren kann.

Was sollte man jeden Tag tun, um mit hoher Wahrscheinlichkeit gesund zu bleiben?

- Rauchen vermeiden!
  Täglich mehrere Zigaretten inhalierend zu rauchen, ist für den Körper purer Stress und Gift. Trotzdem rauchen alleine in Deutschland ca. 25 Millionen Menschen, um sich über diesen

Weg, psychologisch vielleicht sogar nachvollziehbar, eine Art Kurzfristventil zu schaffen, um damit den als zu stark empfundenen Stress abzubauen.

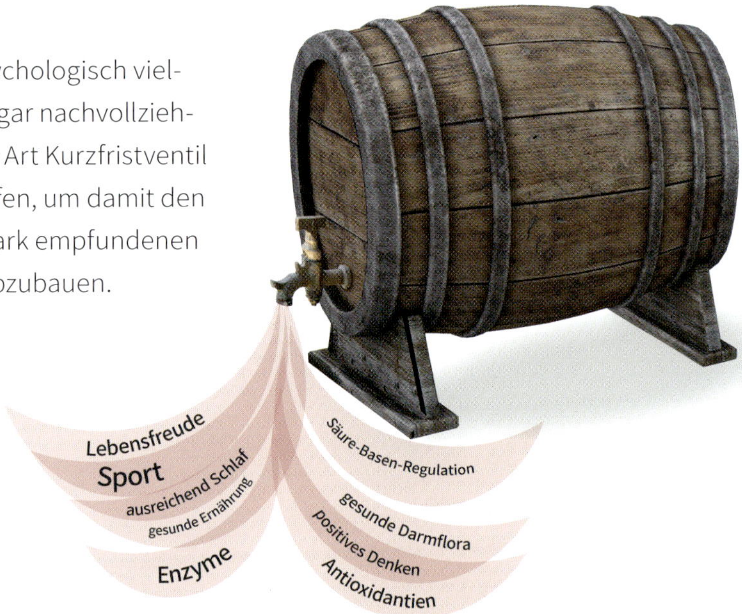

Merke:
Rauchen ist der mit Abstand gefährlichste Weg, um Körper und Immunsystem zu schwächen. Hören Sie mit dem Rauchen auf!

Die Erfahrung zeigt, dass Menschen, die es geschafft haben, das Rauchen aufzugeben, sich danach deutlich leistungsfähiger und fitter fühlen und über eine weit höhere Lebensqualität berichten. Auf diesem Weg zu mehr Lebensfreude können psychische und physische Hilfen, wie Nichtraucherkurse und Nikotinentwöhnungshilfen, für Sie sehr hilfreich sein.

- Bewegen Sie sich!

  Wir Menschen sind als Jäger und Sammler innerhalb der Evolution konzipiert worden. Tägliche Bewegung ist sozusagen in unsere Grundprogrammierung eingebaut. Unsere Körperzellen reagieren auf Bewegung

mit der Bildung von sogenannten Hämoxigenasen, das sind körpereigene Schutzenzyme, die unsere Zellen vor freien Radikalen und damit vor übermäßigen Altersprozessen schützen.
Heutzutage fehlt uns oft das richtige Maß an täglicher Bewegung. Verbunden mit einer gewissen Wohlstandsfaulheit bildet der Körper weniger Schutzenzyme, wir werden dicker und altern schneller!
Das Metabolische Syndrom, durch die Symptomtrias Bewegungsmangel, Übergewicht und Hypertonie gebildet, ist die bekannte, lebensstilbedingte Ursache für den Millionen Menschen betreffenden Typ-2-Diabetes.

Merke:
Bewegen Sie sich täglich und treiben Sie Sport!

- Achten Sie auf Ihre Entgiftung durch ausreichende Flüssigkeitsaufnahme

Unser Körper hat zwei große entgiftende Organe, die Leber und die Niere, die einen Großteil der täglichen Ausleitung übernehmen. Beide Ausleitungssysteme sollten täglich gleichmäßig aktiviert bleiben. Oftmals ist aber in der Bevölkerung, erfahrungsgemäß bei den Älteren, eine Tendenz zu beobachten, weniger zu trinken. Dieses „Nicht-Ausleiten" durch eine schlechter versorgte Niere belastet andere entgiftende Organe (Leber, Haut) stärker, verschlechtert die Säure-Basen-Balance und verringert die körperliche Leistungsfähigkeit.
Deshalb sollte man im durchschnittlichen Tagesverlauf ca. zwei Liter Flüssigkeit (Mineralwasser, Tee, ungezuckerte Säfte) aufnehmen und auch wieder ausscheiden. Durch geschickte Wahl der Flüssigkeiten (z.B. täglich eine Flasche Mineralwasser) kann man über die Zufuhr von

Natriumhydrogencarbonat alkalische Reserven des Körpers aufbauen und ausgleichend in die Säure-Basen-Balance eingreifen. Wir legen Wert darauf zu betonen, dass gerade bei chronisch-entzündlichen Erkrankungen die tägliche Zufuhr von Heilwasser sehr zu empfehlen ist. Viele über Jahrhunderte gewonnene Erkenntnisse der experience-based medicine“ (Kneipp-Kuren) sprechen ebenfalls dafür.

- Achten Sie auf Ihre Ernährung

  Essen Sie sich gesund! Unser Körper, unser Darmsystem, all unsere Zellen, sind von der Evolution her auf die Ernährung eines Jägers und Sammlers ausgelegt. Der Jäger und Sammler hat als Mischkostverwerter eine
  - sehr rohkostreiche,
  - kohlenhydratausreichende,
  - fleischarme,
  - fettarme Kost zu sich genommen.

  Er konnte nur das verwerten, was ihm die Natur zu bieten hatte. Er nahm viele Farne, Kräuter, Algen zu sich, Fisch und Fleisch gab es vielleicht ein- bis zweimal in der Woche. Trotzdem konnte er in der Regel den Nähr- und Vitalstoffbedarf seiner Zellen bei günstigen Bedingungen in der Natur abdecken.

  Heute ist eigentlich dank moderner Lebensmittelproduktionstechnik alles viel leichter. Wir fahren in den Supermarkt und erwerben die vermeintlich richtige Nähr-/Vitalstoffmenge. Und die moderne Lebensmittelversorgung hat gegenüber der Steinzeiternährung noch einen erheblichen Vorteil: Sie ist in der Regel frei von Krankheitserregern, bietet gleichbleibende Qualität und sichert kontinuierlich die zellulären Grundbedürfnisse des Menschen ab. Wir verdanken der modernen Lebensmitteltechnologie unter anderem eine deutlich gestiegene Lebenserwartung.

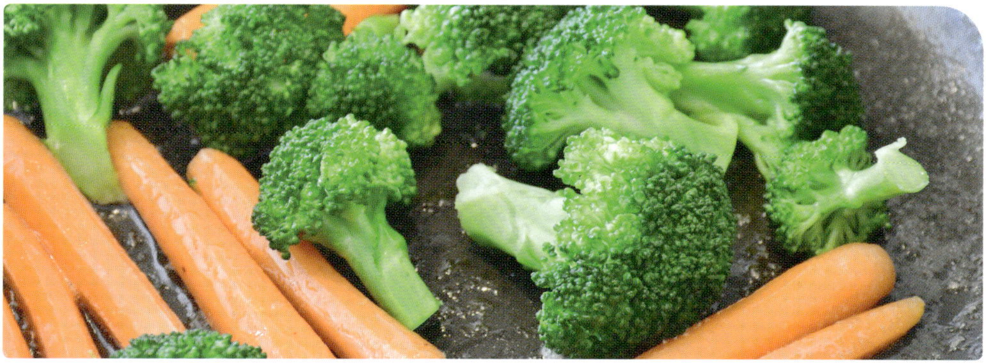

Dass heute trotz besten Angebotes an Nahrung viele Menschen insbesondere mit Vitalstoffen (Vitaminen, Mineralstoffen, Spurenelementen, Enzymen) unterversorgt sind, liegt eindeutig an uns selbst. Ein schneller Griff zum wohlschmeckenden Schokoriegel ist einfacher, als einen Salat zuzubereiten.

In Europa ist deutlich der Trend zu einer Mangelversorgung an Obst, Gemüse und Salat zu erkennen. Das heißt, alle wichtigen Antioxidantien, angefangen von den oben genannten Vitalstoffen bis hin zu den sekundären Pflanzenstoffen (die mit über 700.000 Wirkstoffen nur im Ansatz erforscht sind), werden bei uns zu wenig aufgenommen.

Parallel dazu steigt aber durch veränderte Umweltbedingungen die allgemeine Belastung, die auf unser zelluläres System einwirkt. Gesundheit ist also auch als ein Gleichgewichtsverhältnis zwischen Oxidantien (Belastung) und Antioxidantien definiert.

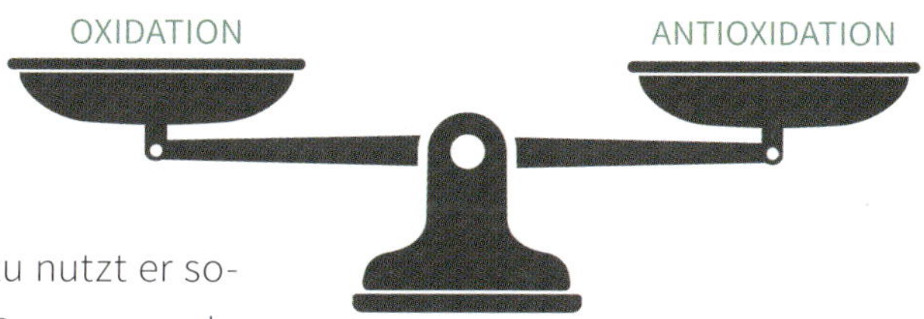

Solange der Körper in der Lage ist, alle freien Radikale (Oxidantien) abzufangen, bleibt er auf Dauer gesund. Hierzu nutzt er sowohl in den Zellen seine durch Bewegung aktivierten Schutzenzyme als auch die außerhalb der Zellen in den Gefäßen oder im Bindegewebe vorkommenden Vitalstoffe, Enzyme und sekundären Pflanzenstoffe.

Mit zunehmendem Alter (ab dem ca. 40. Lebensjahr) lässt die zelluläre und damit die körperliche Leistungsfähigkeit nach, das heißt die antioxidative Gesamtkraft wird geringer.

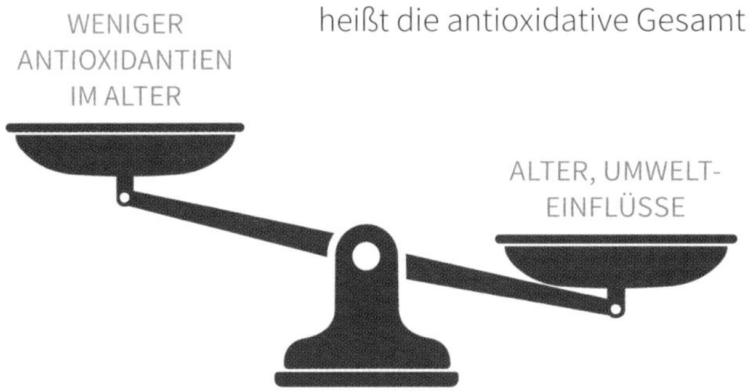

Wissenschaftler sehen in diesen Zusammenhängen eine der Ursachen für das höhere Risiko, im Alter eine schwere Erkrankung (z.B. Krebs, Rheuma, Diabetes) zu bekommen. Deshalb ist im Alter eine ausgewogene Ernährung mit einem Schwerpunkt auf ca. 800 g Rohkost absolut zu empfehlen. Auch in der klassischen Schulmedizin hat das Wissen über die Wichtigkeit einer gesunden Ernährung breite Zustimmung gefunden. So empfiehlt z.B. die renommierte American Heart Association bei Herz-Kreislauf-Erkrankungen als erste und wichtigste Maßnahme eine Ernährungsumstellung! Eine antioxidationsreiche Ernährung ist auch aus einem weiteren Grund sehr wichtig:

Enzyme, auch die des Immunsystems, werden durch Vitalstoffe, die als Cofaktoren fungieren, aktiviert. Eine gesunde Ernährung steigert die Leistungsfähigkeit des Immunsystems.

Merke:
Ernähren Sie sich rohkostreich!

Noch ein kurzes Wort zum Alkohol:

Alkohol ist ein Zellgift und kann im Körper zweifelsohne unter anderem im Nervengewebe des Gehirns großen Schaden anrichten. Über 600.000 Alkoholabhängige allein in Deutschland sind eine traurige Bilanz. Aber wie bei allen Giften kommt es auf die Dosis an. Geringe Mengen Alkohol (bis 20 g bei Frauen, bis 30 g bei Männern), täglich genossen, aktivieren Lebensenzyme und wirken sich positiv auf Lebenserwartung (und Lebensfreude) aus. Ein Gläschen Rotwein pro Tag können, dürfen und sollen Sie sich gönnen.

Ein Tipp zum Genießen:
Ein guter Rotwein sollte unbedingt im Holzfass (Barrique) ausgebaut sein, um eine optimale Aktivierung der Bioflavonoide (rote Farbstoffe) zu erreichen, die das Gefäßystem schützen. Ein billiger „Supermarkt-Schädelsprenger" erfüllt diese Anforderungen nicht.

- Bleiben Sie psychisch stabil

  Seit einigen Jahren hat sich ein innovativer Forschungszweig der modernen Immunologie etabliert, der die Zusammenhänge zwischen Immunsystem und Psyche erforscht, die Neuropsychoimmunologie. Es scheint sich zu bestätigen, dass psychisch stabile Menschen weniger häufig erkranken. Auch das in der Leistungsgesellschaft so häufige Burnoutsyndrom tritt weit weniger auf, wenn Betroffene psychisch stabil sind und sich die Freude am Leben erhalten.

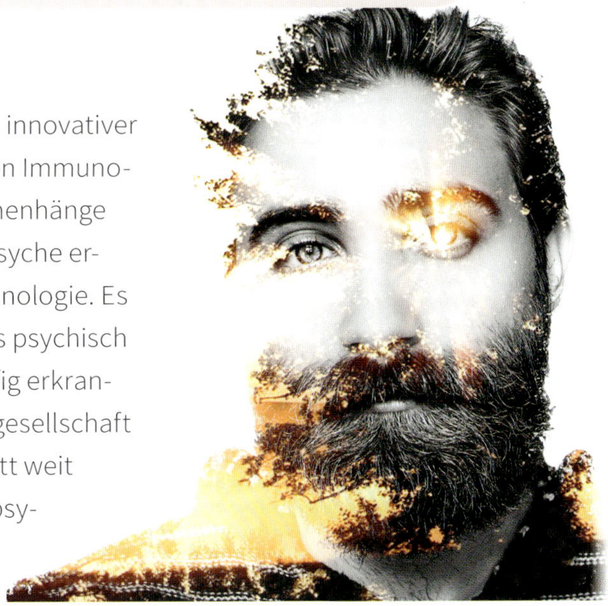

Deshalb ist es wichtig, sich im alltäglichen Leben einige „Zeitinseln" zu gönnen, die dem Abschalten und der Entspannung dienen und dazu genutzt werden sollten, die Dinge zu tun, die Ihnen Freude bereiten. Auch auf das Hormongleichgewicht scheinen sich alle bisher angeführten Maßnahmen positiv auszuwirken. Insbesondere das wichtige Geschlechts-/Wachstumshormon HGH (humanes gonadotropes Hormon) wird bei Menschen mit psychischer Stabilität und auch sexueller Aktivität vermehrt ausgeschüttet.
„Anti-Aging" ist der Begriff für Gesundheit, Lebensfreude und hohe Lebensqualität. Nehmen Sie sich einige „Anti-Aging"-Minuten in der Woche, wofür folgendes Schema eine Hilfe sein kann:

Anti-Aging für eine Woche:

1 × in der Woche abends frei
2 × in der Woche Sex
3 × in der Woche Sport (40 Minuten Ausdauer, z.B. Walken, Joggen, Schwimmen)
4 × in der Woche ein Glas Rotwein trinken (200 ml)
5 × in der Woche Abendessen, 2 × in der Woche Dinner-Cancelling
6 × in der Woche ausreichend Schlaf (ca. sieben bis acht Stunden)
7 × in der Woche herzlich lachen, 800 g Rohkost, Enzyme/Vitalstoffe, 2,5 l Wasser, Tee o.Ä. trinken, nicht rauchen

Es liegt auf der Hand, dass ein gesunder Lebensstil, insbesondere eine gesunde Ernährung, der Krebsvorbeugung bzw. der Krebsnachbehandlung dienlich ist.

Folgende Punkte sollten zusätzlich Ihre besondere Aufmerksamkeit verdienen:

- OnkoWalking (siehe eigenes Kapitel Seite 110 ff.),
- Psyche (siehe Seite 53 und unten),
- Superfoods,
- Diäten.

Psyche

Speziell in der Onkologie ist der „Kopf" extrem wichtig (siehe Seite 53). Bleiben Sie positiv, auch wenn das in Ihrer bedrohlichen Situation zugegebenermaßen sehr schwer ist. Nehmen Sie kleine Fortschritte in Ihrem Wohlbefinden positiv wahr, ein „Hintersichbringen" einzelner Therapieblöcke oder die Pausen zwischen Ihren Chemotherapiezyklen können Sie als Etappensiege feiern, die Sie Ihrem Ziel näherbringen.

Einer unserer Patienten hat es einmal treffend so formuliert: „Ich habe mein Leben lang teils intensiv Sport getrieben und viele Wettkämpfe bestritten. Jetzt habe ich gerade meinen wichtigsten Wettkampf und ich werde als Sieger vom Platz gehen!"

Superfoods

Superfoods reklamieren für sich, krebsprotektive Lebensmittel zu sein und die Gesundheit deutlich zu fördern. Superfoods kommen meist aus fernen Ländern und werden, häufig durch aggressives Marketing unterstützt, den einheimischen Lebensmitteln als überlegen dargestellt.

Aber was ist wirklich dran am Superfood?

Für alle im Folgenden exemplarisch aufgeführten Beispiele gilt: Ja, sie haben besondere Inhaltsstoffe, die der Gesundheit dienen können. Es gilt aber auch: Müssen diese Lebensmittel, deren Schadstoffbelastung im Anbaugebiet häufig nicht kontrolliert wird, tatsächlich importiert werden? Der Transport belastet zum einen die Umwelt, und zum anderen bleibt die Frage zu klären, wie viele der wertvollen Inhaltstoffe in dem Superfood noch enthalten sind, wenn es nach langer Reise bei uns ankommt bzw. noch unreif geerntet wurde, um während des Transports nicht zu verfaulen?

Interessant ist aber auch die Frage, warum in den das Superfood produzierenden Ländern die Krebsinzidenz nicht signifikant niedriger ist als bei uns, wenn es denn so gut gegen Krebs wirkt? Und gibt es nicht auch in unserer Region Lebensmittel, die genauso viel können wie das weitgereiste Superfood?

Siehe dazu auch:
https://www.gesundheit.gv.at/leben/ernaehrung/gesunde-ernaehrung/superfood

Hier einige Beispiele dazu:

- **Leinsamen versus Chiasamen/Arganöl:**
  Erfahrungsgemäß helfen die Inhaltsstoffe des Leinsamens, vor allem die Omega-3-Fettsäuren (z.B. Linol- und Linolensäure), Lignane (sogenannte Phytohormone) und Ballaststoffe dabei, verschiedene onkologische Geschehen positiv zu beeinflussen. Lignane senken das Sterberisiko bei postmenopausalem Brustkrebs (DKFZ Heidelberg 2011), Ballaststoffe reduzieren die Kontaktzeit von Karzinogenen an der Darmschleimhaut

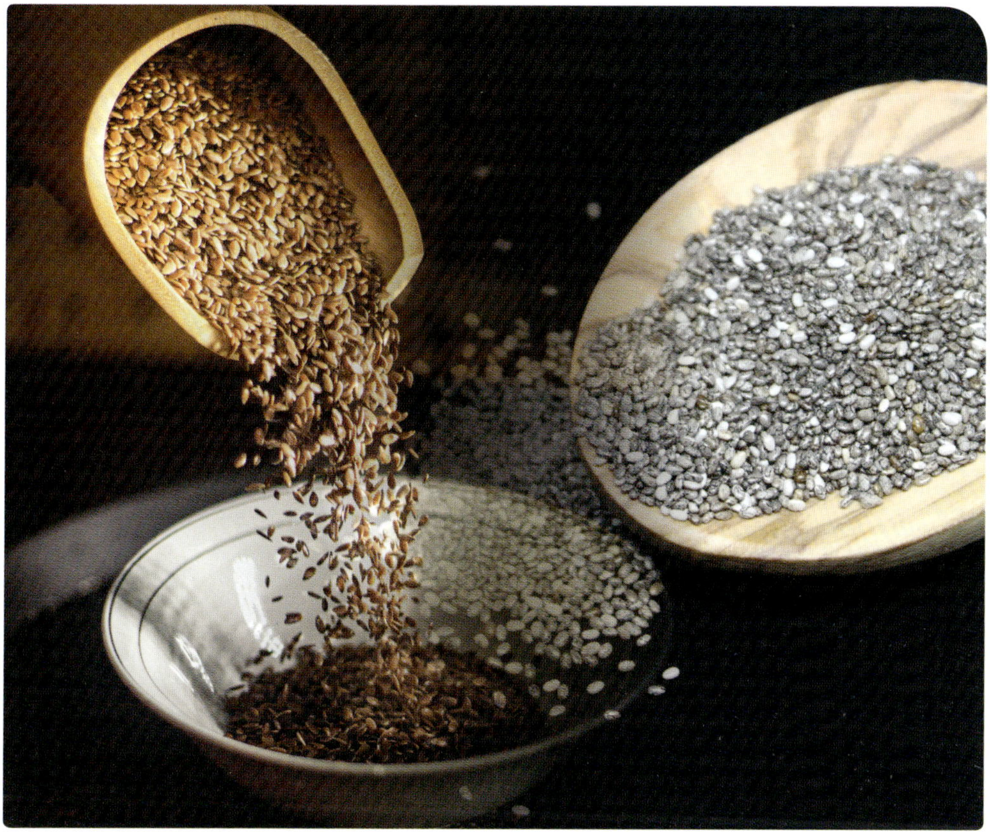

und reduzieren die Bildung prokanzerogener sekundärer Gallensäuren und können so präventiv antikanzerogen wirken. Weiterhin unterstützt der Leinsamen die Bakterienflora des Mikrobioms und hat so einen synergistischen Effekt auf die Mikrobiologische Therapie, ganz so wie es im Zahnradmodell dargestellt ist (siehe Seite 93 bzw. Schilcher/Kammerer/Wegener: Leitfaden Phytotherapie). Im Vergleich dazu bieten Chiasamen oder Arganöl keine belegten wesentlichen gesundheitlichen Vorteile. Der Preis ist aber um ein Vielfaches höher als der von Leinsamen oder Leinsamenöl.

Nährwerttabelle: Chiasamen (pro 100 g)	
Energie	580 g
Fett	31 g
Kohlenhydrate	42 g
Proteine	16 g
Ballaststoffe	34 g
Mineralstoffe	
Natrium (Na)	15 mg
Kalium (K)	405 mg
Calcium (Ca)	630 mg
Magnesium (Mg)	335 mg
Phosphor (P)	860 mg
Eisen (Fe)	7,7 mg
Zink (Zn)	4,6 mg
Vitamine	
Vitamin C	1,0 mg
Thiamin	0,62 mg
Riboflavin	0,17 mg
Vitamin B_{12}	0 Mikrogramm
Vitamin E	0,5 mg

Quelle:
Heseker/Heseker: Die Nähwerttabelle, 2016/2017

100 g Arganöl enthalten durchschnittlich:	
Kalorien	900 kcal (3.700 kJ)
Fettgehalt	100 g
Gesättigte Fettsäuren	19 g
Ungesättigte Fettsäuren	81 g
Einfach ungesättigte Fettsäuren	47 g
Mehrfach ungesättigte Fettsäuren	34 g
Cholesterin	0 mg
Natrium	0 mg
Kohlenhydrate	0 g
Ballaststoff	0 g
Zucker	0 g
Protein	0 g

Quelle: www.oelerini.com/arganoel

Leinsamen

Inhaltsstoffe	Menge	Einheit
Broteinheiten	0,6	BE
Kilokalorien	488	kcal
Kilojoule	2042	kj
Eiweiß	22,27	g
Fett	36,50	g
Kohlenhydrate	7,71	g
Alkohol	0,00	g
Wasser	7,50	g
Ballaststoffe gesamt	22,70	g
Cholesterin	0,00	mg
Mineralstoffe	3,32	g
Vitamine		
Vitamin A (Retinol)	0,00	mg
Vitamin D	2,80	µg
Vitamin E aktiv.	16,00	mg
Folsäure	73,00	µg
Vitamin B	0,46	mg
Vitamin B	0,15	mg
Vitamin B	0,43	mg
Vitamin C	0,00	mg
α-Tocopherol	0,00	mg
Vitamin K	4,00	µg
Pantothensäure	0,00	mg
Biotin	16,40	µg
Vitamin B	0,00	µg
Retinoläquivalent	8,00	µg
ß-Carotin	48,00	µg
Niacinäquivalent	9110,00	µg
Mineralstoffe & Spurenelemente		
Natrium	57,00	mg
Kalium	731,00	mg
Magnesium	323,00	mg
Calcium	206,00	mg
Eisen	6,75	mg
Phosphor	533,00	mg
Kupfer	1200,00	µg
Zink	4,17	mg
Chlorid	16,00	mg
Fluorid	67,00	µg
Jodid	2,00	µg

Mangan	2260,00	µg
Schwefel	220000,00	µg
Aminosäuren		
Arginin	2235,00	mg
Cystein	424,00	mg
Histidin	517,00	mg
Isoleucin	952,00	mg
Leucin	1356,00	mg
Lysin	911,00	mg
Methionin	445,00	mg
Phenylalanin	1107,00	mg
Threonin	869,00	mg
Tryptophan	393,00	mg
Tyrosin	590,00	mg
Valin	1149,00	mg
Alanin	1066,00	mg
Asparaginsäure	2225,00	mg
Glutaminsäure	4698,00	mg
Glycin	1376,00	mg
Prolin	849,00	mg
Serin	1107,00	mg
ess. Aminosäuren	10948,00	mg
n. ess. Aminosäuren	11321,00	mg
Fettsäuren		
Ges. Fettsäuren	3,63	g
mehrf. unges. Fetts.	25,63	g
einf. unges. Fettsäuren	7,23	g
Buttersäure	0,00	g
Capronsäure	0,00	g
Caprylsäure	0,00	g
Caprinsäure	0,00	g
Laurinsäure	0,00	g
Myristinsäure	0,02	g
C15:O-Fettsäure	7,00	mg
Palmitinsäure	1,96	g
Margarinsäure	22,00	mg
Stearinsäure	1,47	g
Arachinsäure	0,06	g
Behensäure	0,06	g
Lignocerinsäure	33,00	mg
Palmitoleinsäure	0,03	g
Ölsäure	7,14	g
Eicosensäure	0,05	g
C22:1-Fettsäure	0,00	g

C24:1-Fettsäure	0,00	g
Linolsäure	5,45	g
Linolensäure	20,18	g
Arachidonsäure	0,00	g
C20:5-N-3-Fettsäure	0,00	g
C22:5-N-3-Fettsäure	0,00	g
C22:6-N-3-Fettsäure	0,00	g
kurzkettige Fettsäuren	0,00	mg
mittelkettige Fetts.	0,00	mg
langkettige Fettsäuren	36498,00	mg
Glycerin + Lipoide	1,00	mg
Spezielle Kohlenhydrate		
Sorbit	0,00	g
Glucose	0,00	g
Fructose	0,00	g
Saccharose	7,71	g
Lactose	0,00	g
Stärke	0,00	g
Gesamtzucker	7,71	g
Maltose	0,00	g
Galactose	0,00	g
Glycogen	0,00	g
Cellulose	0,00	g
Polyuronsäure	0,00	mg
Mannit	0,00	g
Xylit	0,00	mg
Summe Zuckeralkohole	0,00	mg
Monosaccharide	0,00	mg
Disaccharide	7710,00	mg
Oligosaccharide resorb.	0,00	mg
Oligosaccharide n. res.	0,00	mg
Polysaccharide	0,00	mg
Sonstiges		
Ballaststoffe wasserl.	0,00	g
Ballastst. wasserunlösl.	0,00	g
Lignin	0,00	mg
Kochsalz	0,03	g
Harnsäure	0,00	mg
P/S-Verhältnis	7,05	

Quelle: DEBInet www.ernaehrung.de (adaptiert)

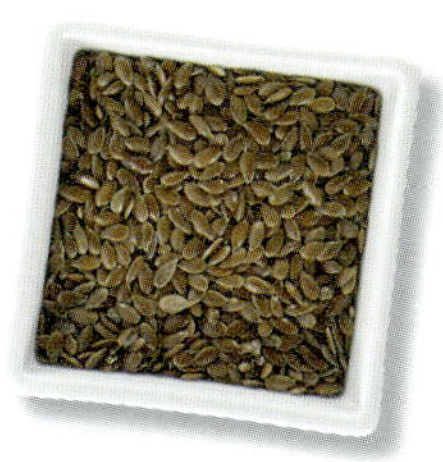

- **Aroniabeere versus Acaibeere:** Ähnlich verhält es sich beim Vergleich von Aronia- und Acaibeere. Aronia hat den höchsten Anthocyangehalt (antikrebsaktiv und antioxidativ) aller Beeren und wirkt entzündungshemmend. Der Aroniabusch steht bei uns im Garten.

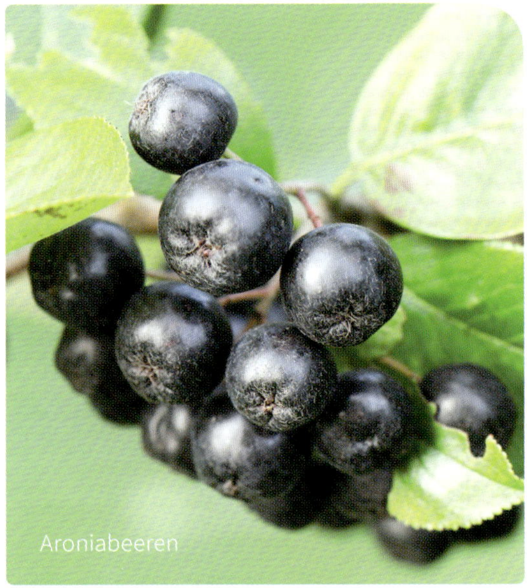
Aroniabeeren

Aroniabeere – Vitamin- und Mineralstoffgehalt je 100 g

	Aroniatrester (getrocknet)	Aroniabeeren (getrocknet)
Vitamin E	14 mg	6,2 mg
Beta-Carotin	5,9 mg	2,6 mg
Calcium	244 mg	113 mg
Eisen	3,7 mg	1,2 mg
Kalium	560 mg	784 mg
Magnesium	86,7 mg	59,2 mg
Mangan	2,6 mg	1,5 mg
Zink	0,97 mg	0,38 mg

Frische Aroniabeeren (Angaben je 100 g)	
Nährwert	
Energie	96 kcal
Kohlenhydrate	18,0 g
Proteine	1,9 g
Fett	1,5 g
Gehalt	
Wasser	ca. 85 %
Trockenmasse	ca. 15 %
Zucker	bis 12 % (fast ausschließlich Sorbit)
Säure	0,7–1,3 % (Umrechnung in Apfelsäure)
Gerbstoffe	ca. 0,35 % (Sie haben großen Einfluss auf den Geschmack der Aroniaprodukte.)
Pektin	ca. 0,5 %
Mineralstoffe/Spurenelemente	ca. 1,55 % (K, Mg, Ca, Mn, Zn, Fe, Cu)

Quellen: P. Eggert: Aronia von der Jungpflanze bis zur Ernte,
M. Döll: Aronia. Kleine Beere – große Wirkung

Acaibeere (Angabe je 100 g Trockensubstanz)	
Nährstoffe	
Fett	45,9–50,7 g
Ballaststoffe	32,3–34,0 g
Proteine	8,3–18,2 g

Mineralien	2,0–3,5 g
Kohlenhydrate	1,5–6,7g
Glukose	0–1,5 g
Mineralstoffe/Spurenelemente	
Kalium	499–932 mg
Calcium	133–286 mg
Magnesium	121–174 mg
Phosphor	99–124 mg
Natrium	16–56,4 mg
Eisen	1,5–26,0 mg
Zink	2,0–7,0 mg
Kupfer	1,7–2,0 mg

Quelle: www.acaibeere.de

Gojibeeren heimisch oder importiert:

Neben dem für die Umwelt wenig günstigen Transport ist vor allem die Schadstoffbelastung importierter Beeren (z.B. aus China, Untersuchung von Greenpeace „Chinese Herbs: Elixier of Health or Pesticide Cocktail?“) im Vergleich zu heimischen Beeren (auch als Gemeiner Bocksdorn, Lycium barbarum bezeichnet) deutlich erhöht.

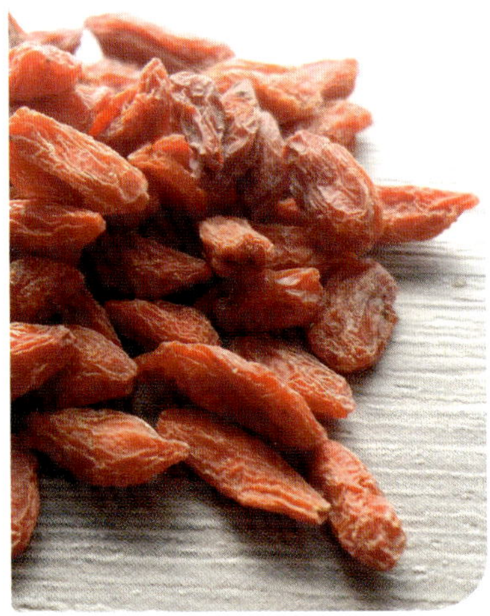

Gojibeeren

Inhaltsstoffe	pro 100 g	pro Tagesdosis (25 g)	% des Tagesbedarfs 25 g
Vitamin A (Retinol)	1,4 mg	0,34 mg	43
Vitamin B	0,15 mg	0,04 mg	3
Vitamin B	1,6 mg	0,4 mg	25
Vitamin B	4,5 mg	1,13 mg	6
Vitamin B	2 mg	0,5 mg	25
Vitamin C (Ascorbinsäure)	15 mg	3,75 mg	4
Calcium	800 mg	200 mg	20
Eisen	11 mg	2,75 mg	20
Kalium	1,0 g	250 mg	13
Magnesium	100 mg	25 mg	25
Carotinoide	7,8 mg	1,96 mg	

Quelle: www.goji-plantage.de

Gojibeeren Nährwertangaben

	pro 100 g	pro Tagesdosis (25 g)
Brennwert	**364 kcal/1524 kJ**	**91 kcal/381 kJ**
Eiweiß	12	3
Kohlenhydrate	60	15
Fett	8	2

Diese Beispiele zeigen: „Superfood" ist super für die Gesundheit, vor allem dann, wenn das, was ich esse, frisch ist, aus der Region stammt und kontrolliert angebaut wird.

Persönliche Anmerkung der Autoren:

Bei unseren Vortragsreisen in Singapur haben wir viele chinesische Kollegen kennen lernen dürfen. Wir waren sehr erstaunt und erfreut zu hören, dass in China die TEM (Traditionelle Europäische Medizin) einen sehr hohen Stellenwert besitzt (zum Beispiel der Schwedenbitter), während die TCM (Traditionelle Chinesische Medizin) als eher unwirksam belächelt wird. Bei uns in Europa ist das ja eher umgekehrt. Das erweckt den Eindruck, als würde quasi international gelten: Von je weiter entfernt eine „Medizin" stammt, desto aufregender, exotischer und besser ist ihr Ruf.

Früher war es der reiche Onkel aus Amerika, heute ist es das Superfood aus Neuseeland, das unsere Phantasie stimuliert, Hoffnungen weckt, aber letztlich den wissenschaftlichen Fakten nicht standhalten kann.

Diäten

In den klassischen Medien und noch mehr in Social-Media-Kanälen werden verschiedene Diäten bei Tumorerkrankungen häufig als ultimativer Heilsbringer beworben. Meist beruht das unterstellte Wirkprinzip auf der unterschiedlichen Gewichtung der Makronährstoffe – also Eiweiße, Kohlenhydrate und Fette. Da wird zum Beispiel mit einer Low-Carb- oder ketogenen Diät das Aushungern des Tumors propagiert.

Bei einer ketogenen Ernährung (KD) werden die Lebensmittel so gewählt, dass eine durchschnittliche Kombination aus ca. 70 % Energieanteil aus Fett, 15–25 % Eiweiß und maximal 5–10 % aus Kohlenhydraten besteht. Ziel ist es hierbei, die Energiegewinnung von Muskeln und Organen von Kohlenhydraten auf die Beta-Oxidation von Fetten und das Verwerten von Ketonkörpern umzustellen.

Nur wenige Zellen im Körper (Erythrozyten, Nebennierenzellen und einige ZNS-Zellen) können Fette und Ketone nicht oxidieren. Jedoch ist vor allem das Gehirn nach einer kurzen Umstellungsphase in der Lage, bis zu 80 % der Energie aus Ketonkörpern zu gewinnen. Die restliche Menge wird durch Glukose aus der geringen Kohlenhydratzufuhr der Diät und der Glukoneogenese der Leber gedeckt.

Krebsgewebe hingegen benötigt Glukose für das Wachstum und kann kaum Energie aus Fetten und Ketonkörpern gewinnen. Ziel dieser Diätform ist es, den Blutzucker auf Nüchternniveau zu bringen, um dadurch den Insulinspiegel niedrig, den Blut-pH-Wert und die Mineralstoffe aber im Normbereich zu halten, wodurch der Patient/die Patientin wach und leistungsfähig bleibt.

Wenn man jetzt diesen Gedanken zu Ende denkt, kann man zur Überzeugung kommen: „Mit dieser Diät kann ich den Krebs regelrecht verhungern lassen."

Leider ist dem nicht ganz so.

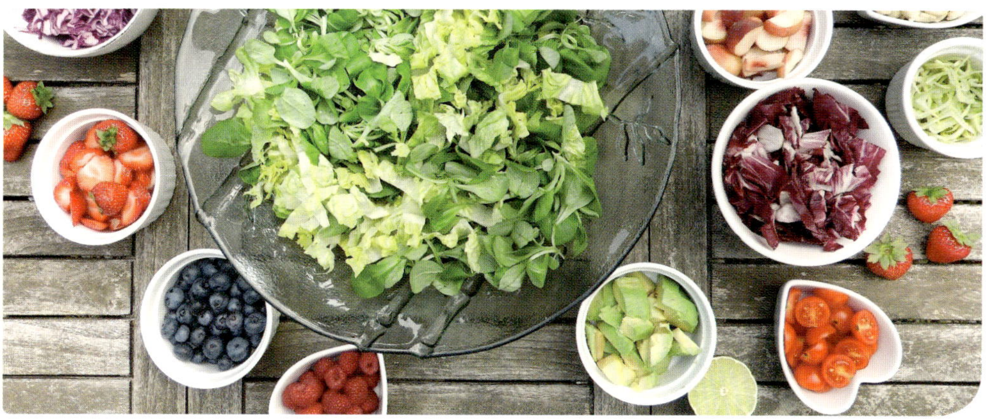

Aus Untersuchungen wird berichtet, dass sich zwar eine Wachstumsverlangsamung speziell in schlecht durchbluteten Arealen zeigt, dies entspricht aber nicht einem „Aushungern“ des Krebses mit einer Komplettremission.

Außerdem ist die Pathogenese von soliden und hämatologischen Tumoren grundlegend verschieden (siehe Seite 123), so dass es nicht sinnvoll erscheint, eine pauschale Diät als Therapiegrundlage zu propagieren.

Zusätzlich wissen wir aus der Mikrobiomforschung, dass ein starkes Erhöhen der Nahrungseiweiße auf Dauer zu einem unphysiologischen Anstieg der Proteolyten mit nachfolgendem Leaky Gut und einer Endotoxinbelastung der Leber führen kann.

Andere Diäten (z.B. nach Budwig) zielen eher auf eine fettreiche Kost mit den Hauptkomponenten Leinöl und Alpha-Linolensäure ab und stehen dem vorher Geschilderten damit diametral entgegen.

Das Deutsche Krebsforschungszentrum in Heidelberg spricht ausdrücklich keine Empfehlung für diese Diäten aus.

Merke:
Nach derzeitiger Datenlage ist eine rohkost-/mikronährstoffreiche und etwas kohlenhydratreduzierte Mischkost für Krebspatientinnen und -patienten am geeignetsten.

Mikronährstoffe

Mikronährstoffe sind für den menschlichen Stoffwechsel essentiell und werden durch die Nahrung zumeist in ausreichender Menge aufgenommen. Durch industrialisierte Nahrungsmittelproduktion, steigende Lebenserwartung und höhere Belastung (Stress!) des Einzelnen kann es in modernen Gesellschaften zu Mikronährstoffmangelsituationen kommen. Wie hoch dieser Mangel ist und wie man ihm wirkungsvoll begegnet, ist Gegenstand zahlreicher und teils sehr kontrovers geführter Diskussionen. So ist es oft sehr schwer, der/m fragenden Kundin/en oder Patientin/en, valide und ihr/ihm helfende Antworten zu geben.

Merke:
Es gehört unserer Meinung nach zu den wichtigsten Aufgaben von Praxen und Apotheken, Patienten/Patientinnen bzw. Kunden/Kundinnen in der individualisierten Substitution von Mikronährstoffen zu beraten, sie dabei sowohl vor einer Überversorgung als auch vor einer (häufiger auftretenden) Unterversorgung zu bewahren. Die genaue Kenntnis der Wirkungen, der Nebenwirkungen, der Dosierung, der individuellen Anpassung (z.B. Folsäure in der Schwangerschaft oder Aminosäuren beim Vegetarier) sind dafür eine Voraussetzung!

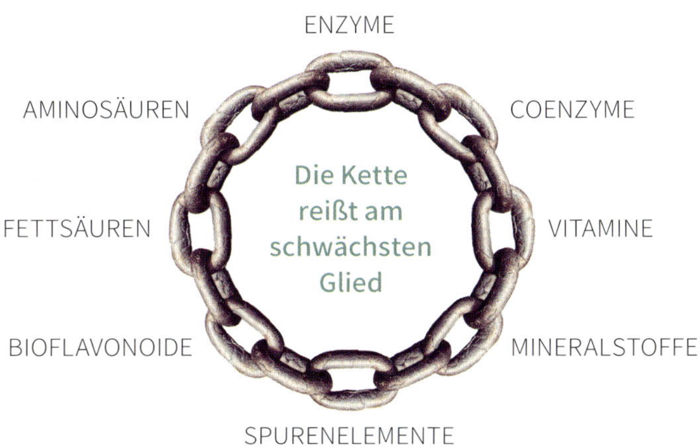

Die detaillierte Aufstellung und Auflistung aller Mikronährstoffe würde den Rahmen dieses Buches sprengen. Wir verweisen auf interessante Schulungen und Vorträge auf diesem Gebiet, teilweise durch uns selbst oder andere Referentinnen und Referenten oder durch wissenschaftliche Gesellschaften (z.B. www.enzymforschungsgesellschaft.de oder www.oegom.at).

Siehe zu diesem Thema auch die weiteren Ausführungen auf den Seiten 149 und 154 ff.

Wie hoch die tägliche Zufuhrmenge an Mikronährstoffen sein soll, wird vielfach diskutiert. Die nebenstehende Tabelle zeigt die durchschnittliche, täglich empfohlene Menge zur Vorbeugung von Krankheiten. Bei besonderen Belastungssituationen oder Krankheiten können die individuellen Dosierungen erheblich verändert sein.

Empfohlene tägliche Zufuhrmenge an Mikronährstoffen zur Vorbeugung

Mikronährstoff	Dosis
Vitamin C	> 500 mg
Vitamin E	> 40 mg
Beta-Carotin	0–20 mg
Vitamin A	> 3000 i.E.
Vitamin B_1, B_2, B_6	2–8 mg
Vitamin B_3	50–200 mg
Vitamin B_{12}	5–12 µg
Folsäure	0,3–1,0 mg
Selen	50–100 µg
Zink	10–40 mg
Magnesium	50–300 mg
Bioflavonoide	500 mg
Q10	20–60 mg
Omega-3-Fettsäuren	1000 mg

Proteine/Aminosäuren

Aminosäuren sind für den Aufbau von Proteinen und damit auch für den Aufbau von Enzymen, Zellen und Hormonen essentiell.

22 Aminosäuren sind proteinogen, acht davon essentiell, das heißt, sie müssen durch die tägliche Nahrung zugeführt werden.

In der Nahrung ist ein hoher Proteingehalt in Fisch, Fleisch, tierischen Produkten (Eier) zu finden. Der Proteinanteil von Pflanzen ist verglichen mit tierischen Produkten niedriger. Erfahrungsgemäß haben Vegetarier, besonders aber Veganer, einen geringen bis starken Proteinmangel zu verzeichnen. Eine erhöhte Infektionsanfälligkeit bis hin zu starken immunologischen/hormonellen Störungen kann die Folge sein.

Neue Studien zeigen auch den Zusammenhang zwischen psychischen Störungen (z.B. Depressionen, ADHS, Schizophrenie) und einem Mangel an Aminosäuren, insbesondere L-Arginin. Bei Betroffenen bietet sich hier immer eine unterstützende Substitution an, z.B. aminoplus basic (Dosierung siehe Beipack).

Merke:
In der täglichen Beratung sollte Personen mit hoher Wahrscheinlichkeit eines Proteinmangels (Vegetarier/-innen, Veganer/-innen, Schwangere) die Zufuhr von essentiellen Aminosäuren empfohlen werden.
Ziel sollte sein:
1 g Protein pro KG Körpergewicht pro Tag!
Nach Meinung der Autoren ist für viele Patienten/Patientinnen bzw. Kunden/Kundinnen auch eine Kombination aus Aminosäuren/Mikronährstoffen ratsam, z.B. aminoplus immun (Dosierung siehe Beipack).

Experience-based medicine

Eine Chemotherapie führt zu einem erhöhten Verbrauch an Mikronährstoffen, gleichzeitig sorgen Appetitlosigkeit, Exsikkose (Austrocknung durch Abnahme des Körperwassers) und Erbrechen als Nebenwirkung der Chemotherapie für eine geringere Zufuhr. Daher ist die gezielte und individuelle Gabe von Mikronährstoffen sinnvoll.

Mikronährstoffe (Vitamine, Mineralstoffe, Spurenelemente, Bioflavonoide) gelten als das „Öl im biologischen Zellgetriebe". So stabilisieren z.B. Zink und Selen hunderte von intrazellulären chemischen Vorgängen. Eine Reduktion dieser beiden Mikronährstoffe führt direkt zur Abschwächung der Immunleistung und zur Verminderung der Lebensqualität.

Vitamin D_3

Studien belegen, dass bei einem vorliegenden Vitamin-D-Mangel auch wichtige schulmedizinische Strategien, z.B. die monoklonale Antikörpertherapie mit Rituximab, weniger wirksam sind (siehe auch Seite 153).

Link zu den Studien:
https://www.enzymforschungsgesellschaft.de/studien.html

Wir halten daher insbesondere das regelmäßige Messen des Vitamin-D-Spiegels und gegebenenfalls das Auffüllen auf hochnormale Werte (60–80 ng/dl) für unabdingbar.

Uns ist bewusst, dass es für jede/n Betroffene/n sehr schwer ist, den richtigen Weg durch den Dschungel an Informationen von teils totaler Ablehnung durch schulmedizinische Hardliner bis hin zu übertriebenen Heilversprechen der Industrie zu finden.

Sie finden auf den Seiten 125 ff. unsere gesammelten Empfehlungen zu den wichtigsten/häufigsten Tumorarten. Dies soll Ihnen einen schnellen Zugriff auf Ihre optimale komplementäre Therapie ermöglichen.

Enzyme

Enzyme sind die Katalysatoren des Lebens! Ohne Enzyme hätten wir auf unserem Planeten eine Landschaft ohne Leben, ohne Pflanzen, ohne Tiere, ohne Menschen.

Enzymmangelsituationen, wie sie häufig bei körperlicher Überlastung, bei Stress, im Alter (> 40. Lebensjahr) oder gar bei Krankheit auftreten, führen schnell zu einer geringeren Leistungsfähigkeit, zu weniger Lebensqualität oder gar zu einer Chronifizierung der Krankheit.

Merke:
Deshalb ist die Empfehlung, gegebenenfalls Enzyme und Mikronährstoffe zuzuführen, eine der wichtigsten Aufgaben in der Beratung von Kunden/Kundinnen bzw. Patienten/Patientinnen.

Wie wirken Enzyme?

In der EU sind alleine ca. 5.400 Enzymarten des menschlichen Körpers registriert und in sechs Wirkungsklassen eingeteilt worden. Die derzeit wichtigste Rolle in der Therapie nehmen die weitgehend im Extrazellulärraum wirken-

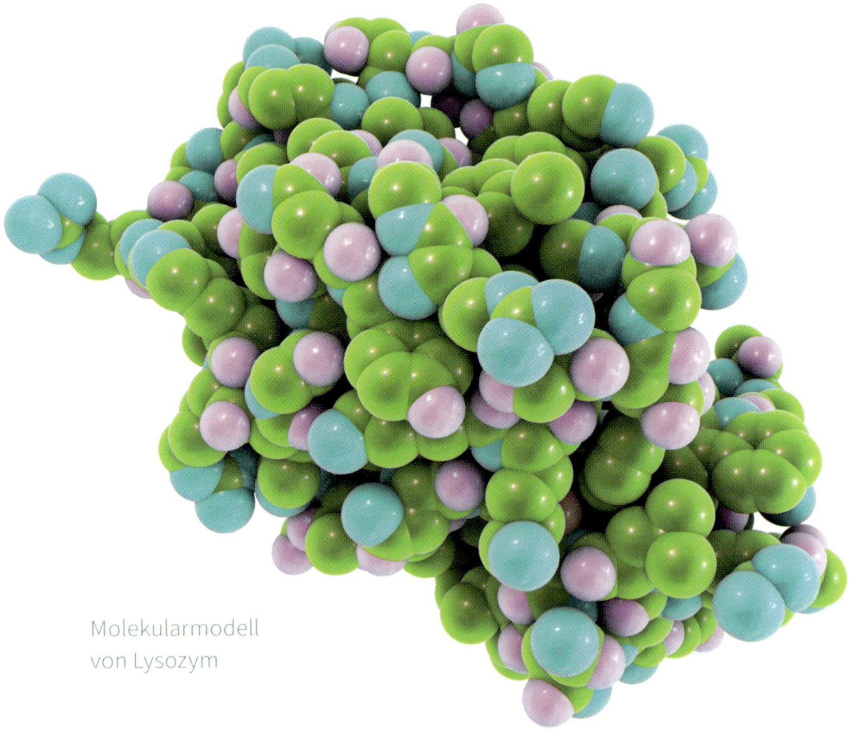

Molekularmodell von Lysozym

den Proteasen ein, die an allen Immunreaktionen entscheidend beteiligt sind. Unser Organismus ist auf Überleben ausgelegt und deswegen geradezu darauf gedrillt, jede Art von Angriffen aus der Umgebung (Verletzungen, Erreger, Toxine, Strahlen) oder von innen (Krebszellen) sofort und effektiv abwehren zu können. Dazu bedient er sich seines komplex aufgebauten, allzeit zur Abwehr bereiten Immunsystems.

Dieses wiederum kann durch spezielle Botenstoffe (Zytokine) schnell aktiviert (IL-1/IL-2/TNF-α) oder auch wieder deaktiviert (IL-10/IL-12) werden. Zytokine spielen eine sehr wichtige Rolle, da sie sozusagen den Aktivitätslevel des Immunsystems bestimmen. Allerdings sollten diese Botenstoffe nach einigen Stunden innerhalb der Blutbahn, sozusagen „nach getaner Arbeit", wieder eingefangen werden, um eine für das menschliche Immunsystem instabile Situation der Überaktivierung oder analog Übersuppression zu vermeiden. Und genau dies ist die Aufgabe der proteolytischen Enzymmoleküle innerhalb der Blutbahn: die Kontrolle des Zytokinlevels und damit eine schnellere Einleitung einer Heilung, ein schnelleres und optimales Ablaufen von Entzündungen, ein Vermeiden von Immundysbalancen.

Merke:
Proteolytische Enzyme sind die Regulatoren, die „Chefs" der menschlichen Immunabwehr. Ein Enzymmangel kann zu drastischen Einbußen der immunologischen Leistungsfähigkeit führen.

Neue Untersuchungen belegen, dass der junge menschliche Körper (< 30 Jahre) über den enterohepatischen Pankreaskreislauf als auch in Endothelzellen genügend Enzymmoleküle als Immunregulatoren in der Blutbahn bereitzuhalten in der Lage ist. In immunologischen Krisenzeiten, z.B. bei einer (Sport-)Verletzung, bei starken Infekten, bei akuten oder gar chronischen Entzündungen, kann es zu einem relativen Enzymmangel kommen, der letztlich eine verlangsamte Immunaktivität, meist mehr Schmerzen, eine schlechtere Heilung und oft geringere Lebensqualität zur Folge haben kann. Ab dem 40. Lebensjahr stellt der menschliche Körper altersbedingt weniger Enzymmoleküle und korrespondierende Antienzyme, wie das α2-Makroglobulin, her, was letztlich die körpereigene Regulationsfähigkeit des Immunsystems verlangsamt. In immunologischen Krisenzeiten wird ein relativer Enzymmangel durch einen altersbedingten absoluten Enzymmangel ungünstig verstärkt. Dies führt, wie vielfach beobachtet, gerade bei älteren Patienten/Patientinnen zu den gefürchteten, chronisch-degenerativen und entzündlichen Erkrankungen wie z.B. Rheuma, Fibromyalgie, Arthritis, Rückenschmerzen, Mikroangiopathie beim Diabetiker und zu schlechteren Prognosen bei vielen Tumorerkrankungen.

Merke:
Bei allen Entzündungen sollten Enzyme eingenommen werden!

Was kann man gegen einen Enzymmangel tun?

Generell ist der leistungsfähige, entgiftete, trainierte, rohkostreich ernährte Körper besser in der Lage, immunologisch leistungsfähig zu bleiben als lebensstilbedingt eher ungesund ernährte Körper. Besonders deutlich sind negative Lebensstileffekte beim Rauchen zu beobachten. Die endothelschädigende Wirkung des inhalierten Rauches, insbesondere im Bereich der Bronchien, ist gut belegt. Raucher haben im Schnitt eine um zehn bis zwölf Jahre geringere Lebenserwartung, erkranken bis zu zwangzigmal häufiger an Krebs und erleben auch deutlich häufiger eine chronisch-degenerative (enzymmangelbedingt!) entzündliche Erkrankung.

Zur täglichen Gesunderhaltung bietet sich aufgrund der erwiesenen endothelprotektiven Effekte die Zufuhr von hohen Mengen an Bioflavonoiden (z.B. Heidelbeer-/Traubenkernextrakt/Zitruspektine) an.

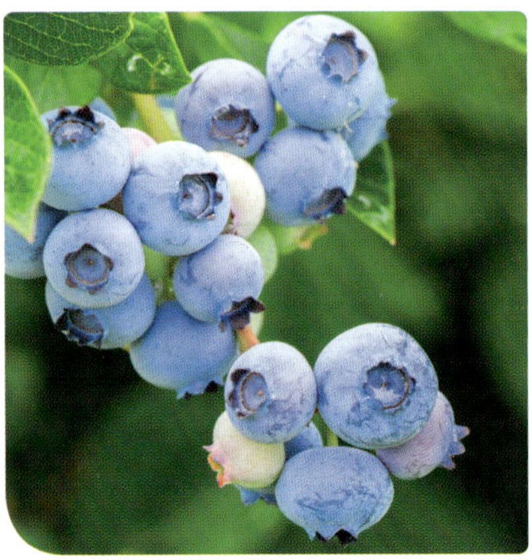

Merke:
Um die Effekte einer Enzymtherapie synergistisch zu verbessern, sollten Sie auf Präparate zurückgreifen, die neben mehreren Enzymarten auch Mikronährstoffe und hohe Mengen an Bioflavonoiden enthalten, wie etwa innovazym, täglich sieben Tabletten.

Wie sollte eine Enzymtherapie angewendet werden?

Generell empfiehlt sich bei allen immunologischen Krisen eine Unterstützung der immunologischen Heilungsverläufe durch Zufuhr von Enzymmolekülen. Hier sollte bei der Dosierung darauf geachtet werden, in akuten Situationen, wie z.B. bei (Sport-)Verletzungen und Infekten, kurzfristig (ein bis zwei Wochen) in hoher Dosierung (ein bis zwei Tagesdosen) Enzyme zu verabreichen.

Bei chronischen Erkrankungen sollte man Enzymmoleküle langfristiger (drei bis sechs Monate) in niedriger bis normaler Dosierung (eine halbe bis eine Tagesdosis) verabreichen.

Was ist bei einer Enzymtherapie dringend zu beachten?

Enzyme wirken proteolytisch, das heißt, sie sollten keinesfalls mit proteinreicher Nahrung zusammen eingenommen werden. Dies würde nicht nur die Resorptionsquote der Enzymmoleküle zu ihrem Wirkort – der Blutbahn – reduzieren, sondern könnte bei Betroffenen unerwünschte Nebenwirkungen wie Blähungen, Magen-/Darmkrämpfe hervorrufen.

Optimal ist es, eine Enzymtherapie bis etwa eine Stunde vor der nächsten – oder drei Stunden nach der letzten Mahlzeit zusammen mit ca. 0,3 l Wasser einzunehmen.

Gut zu merken ist hierbei das Vier-E-Schema:

Enzyme wirken optimal bei
Entzündungen, eingenommen um
Elf Uhr morgens und
Elf Uhr abends.

Haben Enzyme Nebenwirkungen?

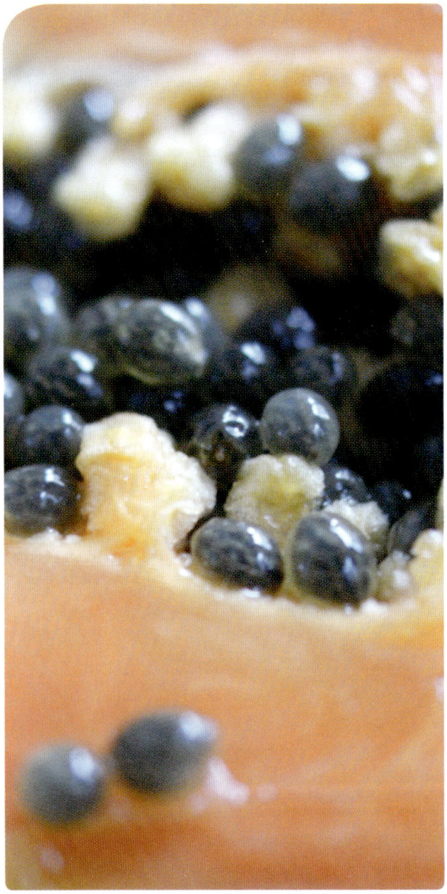

Generell ist eine Enzymtherapie sehr nebenwirkungsarm, da sie eine natürliche Therapieform darstellt und die Moleküle ergänzt, die der Körper selbst nicht mehr herstellen kann. Trotzdem treten selten unerwünschte Nebenwirkungen auf, wie z.B. allergische Reaktionen gegen Bromelain oder Papain. Patienten/Patientinnen mit bekannter Ananas- oder Papayaallergie sollten auf Enzympräparate ohne Bromelain- und Papainmoleküle ausweichen.

Ältere Präparateentwicklungen enthalten noch tierische Enzymmoleküle wie Trypsin und Chymotrypsin, die stärker fibrinolytisch wirken können. Hier sollte man zur Sicherheit bei Patienten bzw. Patientinnen, die blutverdünnende Medikamente einnehmen (z.B. Marcumar), die Enzymdosierung niedriger halten oder auf eine neuere Präparategeneration, wie etwa innovazym, ausweichen.

Kann man Enzyme vorbeugend nehmen?

Bei Menschen mit hoher körperlicher oder beruflicher Belastung ist erfahrungsgemäß eine vorbeugende, niedrig dosierte Gabe einer Enzym-/Mikronährstoffkombination vorteilhaft. Dosierung und Dauer der vorbeugenden Enzymtherapie können individuell abgewogen werden.

Merke:
Neuere Untersuchungen zeigen, dass „Stress" auf Dauer eine Zytokindysbalance im Rahmen einer „Silent Inflammation" bewirkt. Eine Enzymtherapie kann helfen, negative Folgen von Stress abzumildern. Enzymmoleküle sind sozusagen „Stresskiller".

Kann man Enzyme überdosieren oder zu lange einnehmen?

Im Prinzip nicht. Zu hoch dosierte Enzymmoleküle werden im menschlichen Darm aufgrund begrenzter Kapazitäten nicht resorbiert und via Naturalien ausgeschieden. Über 60 Jahre Enzymtherapie bei vielen Millionen Patienten/Patientinnen haben gezeigt, dass keine körperseitige „Gewöhnung" an teilweise über Jahre gegebene Enzyme stattfindet.

Weitere Informationen finden Sie unter www.enzymforschungsgesellschaft.de.

Experience-based medicine

Unserer Meinung nach ist nach dem Lebensstil die Enzymtherapie die wichtigste Begleitmaßnahme im ganzheitlichen Therapiekonzept von Krebspatienten/-patientinnen.

Enzyme wirken auf unser Immunsystem immunmodulierend, d.h. eine zu schwache Immunaktivität wird aktiviert (solide Tumoren), ein überaktives Immunsystem (hämatologische Tumoren) wird reduziert.

Die in unserer Blutbahn aktiven Enzyme sind sozusagen die wichtigen Kontrolleure unseres Botenstoffgleichgewichtes. Sie sind verantwortlich für die Zytokinregulation. Sowohl ein „Zuviel" an aktivierenden (z.B. TNF-α) als auch ein „Zuviel“ an deaktivierenden (z.B. TGF-β) Zytokinen schadet unserer Immunleistung. Solide Tumoren produzieren von sich aus das immunsuppressive TGF-β, um in ihrem Umfeld eine reduzierte Immunleistung des Körpers und dadurch eine Beschleunigung des eigenen Wachstums zu ermöglichen.

Enzyme können überschießendes TGF-β „einfangen“ und inaktivieren, ohne TGF-β ganz zu eliminieren. Diese TGF-β-Reduktion macht es wieder möglich, dass unser körpereigenes Immunsystem den Feind erkennt und zusammen mit z.B. der Chemotherapie bekämpft.

So kann die Komplementärmedizin mit einer derartigen Modulation das Immunsystem regulieren.

Allopathische (entgegengesetzt wirkende) Arzneimittel bewirken nur ein „An- oder Abschalten“, eine „0 oder 1“, ein „Schwarz oder Weiß“, z.B. nicht steroidale Antirheumatika (NSAR) bei Schmerz und Entzündung.

Wenn ich aber über Medikamente Schmerz und Entzündung „abschalte“, verursache ich in dieser Phase auch eine Immunsuppression. Will ich das auf Dauer? Eher nicht.

Hier liegt die große Stärke der Komplementärmedizin, sie hat alle Abstufungen zwischen Schwarz und Weiß zur Verfügung, sozusagen „all shades of grey“.

Mikrobiologische Therapie

MT

Der Darm mit seiner großen Schleimhautfläche von geschätzten 400 m² und seiner Bedeutung für das Funktionieren der menschlichen Regulationssysteme wird nach wie vor unterschätzt. Selbst Fachleute sind oft noch der Meinung, dass der Darm ein ca. 4 m langer Schlauch ist, der Eingang mit Ausgang verbindet. Neue Forschungen zeichnen dagegen ein viel differenzierteres Bild des Organs „Darm".

Erst einmal ist der Darm eine in drei Abschnitte (HNO-Trakt/Dünndarm/Dickdarm) aufgeteilte Grenzfläche, die die Körperzellen von der von außen kommenden Nahrung trennt. Durch seine starke Verzottung erreicht die Grenzfläche dann eine Größe von geschätzten 400 m^2, auf deren Oberfläche täglich große Mengen von Nährstoffen, Bakterien, Viren und auch Schadstoffen durchgeschleust werden.

Die große Aufgabe dieser Darmgrenzfläche ist es, ständig neu zu entscheiden, was in den Körper hinein darf, was unnötig oder gar als schädlich einzustufen und auszuscheiden ist.

Für die Gesundheit des Menschen ist es essentiell, dass an der Grenzfläche/Schleimhaut des Darmes täglich die richtigen Entscheidungen gefällt werden. Schon kleine Entscheidungsfehler wie das fälschliche Durchlassen eines infektiösen Agens (z.B. Viren) oder eines Toxins können zu starken gesundheitlichen Beeinträchtigungen führen. Jeder, der selbst einmal eine Enteritis aufgrund einer Infektion oder einer Vergiftung durchgemacht hat, wird in Zukunft das richtige „Entscheiden" an der Grenzfläche Darm zu schätzen wissen.

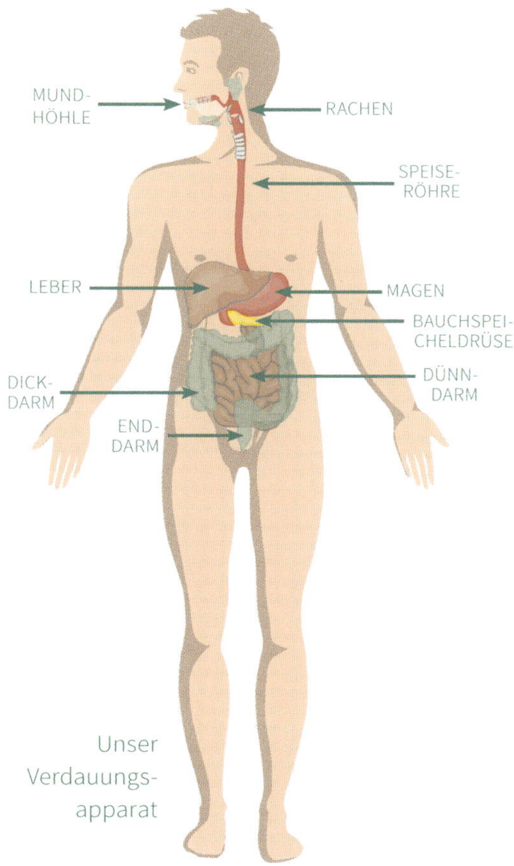

Unser Verdauungsapparat

Mehrere Schutzmechanismen im System „Grenzfläche" helfen, das richtige Mikro-Öko-System aufrecht zu halten. Dies sind, z.B. von den Epithelzellen gebildete β-Defensine, selektiv arbeitende und sich öffnende Tight Junctions und ganz besonders die die Grenzfläche auskleidende Mikroflora. In ihrer Bedeutung jahrzehntelang unterschätzt, erfüllt die menschliche Bakterienflora sozusagen unsichtbar täglich drei wichtige Aufgaben:

- **Barrierefunktion:** Besetzung der Bindestellen an der Schleimhaut und Verhinderung der Ansiedlung pathogener Keime.
- **Immunfunktion:** Schutz des Immunsystems, Darstellung der richtigen „Freund-Feind"-Erkennung der Immunzellen.
- **Produktion** von für Körperzellen wichtigen Substraten, wie z.B. Folsäure, Fettsäuren, Vitamin B_{12}.

Interessant ist, dass alle Menschen auf der Welt eine im Prinzip gleiche Zusammensetzung ihrer Darmflora aufweisen; ein Hinweis darauf, dass das symbiotische Zusammenleben zwischen Mikroflora und Körperzellen schon seit Beginn der menschlichen Evolution vorhanden ist. Im menschlichen Körper erfüllen vier Bakterienarten als Leitkeime in den jeweiligen Abschnitten der Grenzfläche ihre Aufgaben:

Lactobacillen
Bifidobakterien } Protektion gegen Fremdkeime

Enterokokken
E. coli } Immunschutz

Die Gesunderhaltung oder der Wiederaufbau des wichtigen Ökosystems „Mikroflora" ist somit ein wichtiges Aufgabengebiet. Nachfolgend ist ein mögliches Schema in der mikrobiologischen Therapie dargestellt, wie es sich bei vielen 100.000 Patienten/Patientinnen und Kunden/Kundinnen in der Prävention und Therapie bewährt hat.

1.) Prävention bei Antibiotikaeinsatz

Antibiotika haben zweifelsohne einen großen Beitrag geleistet, Infektionen einzudämmen bzw. zu überleben. Trotzdem haben alle Antibiotika auch einen negativen Einfluss auf die Darmflora, insbesondere auf die Protektivflora.

Es empfiehlt sich, direkt nach dem Antibiotikum für zwei bis vier Wochen ein Probiotikum mit einer hohen Dosierung von Lactobacillen und Bifidobakterien anzuschließen (z.B. SymbioVital Immun oder SymbioLact Comp, täglich ein Beutel).

Merke:
Jede Art von Störung der empfindlichen, kybernetischen Netzwerke, wie durch Fehlernährung (Fast Food, wenig Rohkost) oder iatrogen (Antibiotika, Corticosteroide, Chemotherapie), hat negative Effekte auf die Gesundheit des menschlichen Organismus.

Merke:
Erfahrungsgemäß reagieren Säuglinge, Kinder und Jugendliche besonders auf antibiotische Nebenwirkungen. Hier ist der vorsichtige Einsatz von Antibiotika und der sofortige Wiederaufbau der Mikroflora besonders ratsam (z.B. SymbioLact pur, täglich ein Beutel für Jugendliche, täglich ein halber Beutel für Kinder, täglich eine Messerspitze für Säuglinge).

2.) Prävention bei älteren Patienten/Patientinnen

Erfahrungsgemäß steigt die Anzahl von Darmbeschwerden bei älteren Patienten/Patientinnen bzw. Kunden /Kundinnen an.

Beschwerden wie Völlegefühl, Blähungen, Reizdarm schränken die Lebensqualität vieler, gerade älterer Patienten/Patientinnen ein.

Zusätzlich zur internistischen/hausärztlichen Diagnostik empfehlen wir einen Darmaufbau vorbeugend über sechs bis acht Wochen im Jahr mit Lactobacillen, Bifidobakterien und dem Probiotikum Inulin (z.B. SymbioVital Immun, täglich ein Beutel).

Therapievorschlag bei leichten Beschwerden (z.B. Colon irritabile):

In der Behandlung/Beratung einer/s Colon-irritabile-Patientin/en empfehlen wir ein sogenanntes Phasenschema:

Vorphase

4 Wochen 2 × 5 Tropfen Pro-Symbioflor initial, täglich um 1 Tropfen bis auf 2 × 10 Tropfen steigern, dann

Phase 1

2–3 Monate 2 × 20 Tropfen Symbioflor 1 + 1 Beutel ORTHODOC Mucosa
Je nach Bedarf und Ausprägung der Beschwerden sollte zusätzlich eine Phase 2 folgen:

Phase 2

z.B. 2 Monate 2 × 20 Tropfen Symbioflor 1 + 2 × 5 Tropfen, Symbioflor 2 oder Mutaflor Suspension + 1 Beutel ORTHODOC Mucosa initial, dann täglich um 1 Tropfen auf 2 × 20 Tropfen steigern.

Therapievorschlag bei starken Beschwerden:

Bei sehr starken Beschwerden trotz ausführlicher internistischer/hausärztlicher Diagnostik und Therapie erweist sich die Durchführung einer Stuhlanalyse als sinnvoll. Das Verfahren ist sehr einfach und valide. Man schickt eine Probe des Stuhlgangs in ein Speziallabor und es wird aufgrund der Ergebnisse ein individueller Therapievorschlag durch die Laborärztinnen/-ärzte erstellt. Nach unserer Meinung lässt sich durch das Durchführen einer Stuhlanalyse, verbunden mit der Einhaltung des vorgeschlagenen Therapieplans, das mikrobiologische Gleichgewicht wiederherstellen.

Folgende Labore können wir empfehlen:

- Biovis Diagnostik MVZ GmbH, Limburg an der Lahn,
- MVZ Labor Dr. Kirkamm GmbH, Mainz,
- Medizinisches Versorgungszentrum Institut für Mikroökologie GmbH, Herborn.

Wir sehen in der „Mikrobiologischen Therapie" eines der wichtigsten Instrumentarien in der täglichen Kunden-/Kundinnen- bzw. Patienten-/Patientinnenberatung überhaupt.

Merke:
Kein Antibiotikum ohne Probiotikum!

Experience-based medicine

Noch vor 30 Jahren hat ein Großteil der Ärzte/Ärztinnen und Apotheker/Apothekerinnen über „Darmsanierung" oder „Symbioselenkung", also generell das Heilen mit Bakterien, nur müde gelächelt. Heute ist durch große Studien weltweit gut belegt, dass die menschliche Mikrobiota, bestehend aus den Leitkeimen (Enterococcus, E. coli, Lactobacillen und Bifidobakterien), ein wichtiger Sparringspartner für unser Immunsystem ist.

Link
zu den Studien:
https://www.enzymforschungsgesellschaft.de/studien.html

Moderne hochdosierte Probiotika, z.B. ORTHODOC Mucosa, wurden daraufhin in einfachen Applikationsformen entwickelt.

Eine Schädigung des Mikrobioms durch Operationen (begleitende Antibiose), Chemotherapie und Bestrahlung ist durch Studien gut beschrieben.

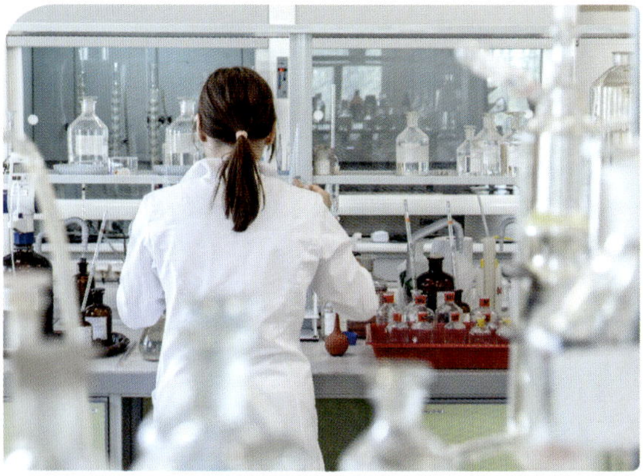

Deswegen empfiehlt sich für uns nach abgeschlossener schulmedizinischer Behandlung die Durchführung einer Stuhlanalyse (s. oben), um den Zustand der Mikrobiota zu bestimmen und gegebenenfalls individuell zu therapieren.

Erfahrungsgemäß sichert eine aktive Mikrobiota das optimale Zusammenspiel zwischen Resorption, Verdauung und Ausscheidung, was die Lebensqualität der Betroffenen deutlich verbessert.

Tipp:
Unter einer Radiatio entwickelt sich oft eine Mukositis (Entzündung der Schleimhaut), insbesondere der Mundschleimhaut. Diese Nebenwirkung gilt als unangenehm, gegebenenfalls müssen Fehlbesiedlungen mit Bakterien oder Pilzen zusätzlich mit Antibiotika oder Antimykotika behandelt werden. Erfahrungsgemäß hat sich das Spülen mit einer Lysozymlösung, z.B. Innova Immunspray, und einem Lysozym-Kaugummi, z.B. Innovazym Dent, in Kombination mit Enterokokkenlösung (z.B. Symbioflor 1) zum Schleimhautschutz und zur Mukositisprophylaxe sehr bewährt. Betroffene wissen diese nebenwirkungsfreie Behandlung sehr zu schätzen.

SB Säure-Basen-Regulation

Unser Stoffwechsel hat ein von Natur aus vorgegebenes Säure-Basen-Gleichgewicht.

Jede Art von biochemischer Reaktion, sowohl intra- als auch extrazellulär, basiert auf dem Austausch von Elektronen. Häufig spielen Säuren und Basen sowohl als Elektronendonatoren als auch Elektronenakzeptoren eine wichtige Rolle zur Aufrechterhaltung eines Gleichgewichts, das besonders im Blut und an den Zellmembranen lebensnotwendig ist.

In diesen Bereichen (Blut und Zellen) ist der pH-Wert in einen engen Rahmen gefasst und für die Funktion unseres Körpers essentiell. Für die Gewährleistung dieses wichtigen pH-Bereichs hat unser Körper alkalische Reserven (Natriumhydrogencarbonat), um bei pH-Verschiebungen schnell gegensteuern zu können.

Unser Blut-pH-Wert ist auf leicht alkalische 7,4 eingestellt. Um diesen Wert herum funktionieren Lebensvorgänge optimal. Schon geringe Verschiebungen nach oben oder unten würden zu einer Alkalose oder Azidose führen, die sehr schnell zu Müdigkeit und weiter zu Erschöpfung bis hin zum Tod reichen kann.

Kann der Körper die stoffwechselbedingten Säuren über seine alkalischen Reserven neutralisieren, befindet sich der Säure-Basen-Haushalt im Gleichgewicht. Ein wichtiger Punkt für den Säure-Basen-Haushalt ist die Ausscheidung der sauren Stoffwechselprodukte aus dem Körper. Dafür hat der menschliche Körper ausgeprägte Puffersysteme (z.B. Hydrogencarbonatsystem) entwickelt, um größere Schwankungen des pH-Werts vermeiden zu können.

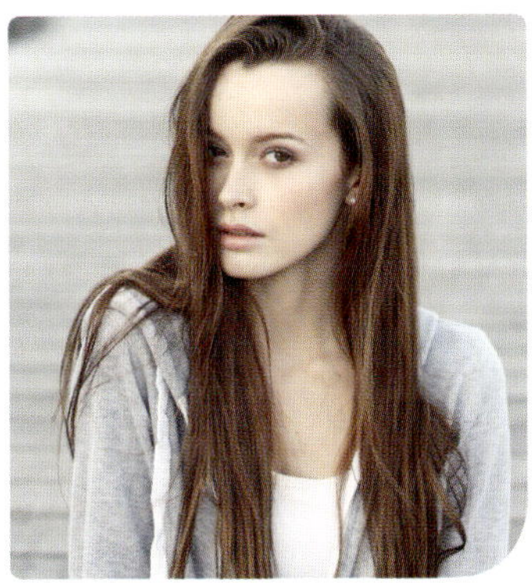

Die vier großen Entgiftungswege sind

- Atmung,
- Haut und Haare,
- Leber/Darm und
- Niere/Blase.

Faktoren wie

- Übergewicht,
- Alterungsprozesse,
- chronisch-entzündliche Erkrankungen,
- übermäßige psychische und physische Belastung,
- unregelmäßige und säurelastige Ernährung (siehe Instrument Lebensstil),
- Genussgifte,
- verschiedene Medikationen (z.B. Antibiose mit Einfluss auf die milchsaure Darmflora – Lactobacillen)

haben die Eigenschaft, unsere alkalischen Reserven zu überlasten. Einige dieser Faktoren verstärken sich noch in eher sauren Stoffwechsellagen (z.B. Entzündungen) und verursachen einen „Circulus vitiosus".

Oft berichten Patienten/Patientinnen bzw. Kunden/Kundinnen von einer „Übersauerung" mit einhergehender Müdigkeit und Leistungsschwäche, die, biochemisch korrekt ausgedrückt, einer erhöhten Belastung der Puffersysteme entspricht.

Merke:

- Ein stabiler Säure-Basen-Haushalt ist die Grundlage eines leistungsfähigen Stoffwechsels.
- Immunreaktionen, insbesondere Entzündungen, erhöhen den Säureanteil, was die Puffersysteme im Körper belastet. Müdigkeit und Leistungsschwäche sind die Folge.

Vor diesem Hintergrund sind „entsäuernde Maßnahmen" eher als Stabilisation der körpereigenen Puffersysteme zu verstehen.

Wie kann man den Körper entsäuern bzw. die Puffersysteme stabilisieren?

„Erst mal tief durchatmen!" Sagt der Volksmund und beschreibt eine wirksame Reduktion von sauren CO_2-Anteilen durch Respiration.

Merke:
Bewusstes Atmen, Vermeiden einer Hechelatmung wirkt „entsäuernd".

- Genügend Flüssigkeit.
  Heilwasser mit hohem Anteil an Hydrogencarbonat (siehe Lebensstil) stabilisiert die menschlichen Puffersysteme im Blut und unterstützt die Ausleitung durch die Niere. Deshalb empfehlen wir, täglich eine Flasche Heilwasser zu sich zu nehmen.
- Spurenelemente/Mineralstoffe.
  Sowohl intrazelluläre als auch extrazelluläre Enzyme, die die Puffersysteme stabilisieren, werden durch Spurenelemente/Mineralstoffe aktiviert. Insbesondere Mangan, Chrom, Molybdän und Kupfer sind hier zu nennen. Außerdem helfen Spurenelemente dabei, die antioxidative Kapazität des Organismus zu verbessern. Über 60 Enzyme, darunter auch Superoxiddismutasen, werden durch Spurenelemente aktiviert; ein verbesserter Schutz von Zell- und Mitochondrienmembranen ist die Folge.

Funktionieren alle Entgiftungswege optimal, kann der Körper die anfallenden Säuren eliminieren. Sind einer oder mehrere Entgiftungswege in ihrer

Merke:
Die tägliche Zufuhr von „entsäuernden“ Mineralstoffen und Spurenelementen ist insbesondere bei Belastung der körpereigenen Puffersysteme zu empfehlen (z.B. innova Balance Trinkpulver/Kautaler, eine Tagesdosis).

Leistungsfähigkeit eingeschränkt, kann es, bezogen auf die Säureausscheidung, zu einem „Rückstau“ und damit zur Übersäuerung des Stoffwechsels kommen. Für die Säureausscheidung sind vor allem die Lunge mit der CO_2-Abatmung und Leber/Darm mit dem im gesunden Zustand sauren Stuhl im pH-Bereich von 5,8 bis 6,5 zuständig!

Hier ist eine enge Verknüpfung des Instrumentariums Säure-Basen-Haushalt mit dem Instrumentarium Mikrobiologische Therapie gegeben.

Häufig ist anfangs eine Zufuhr von Säurebindungsäquivalenten durch basische Mineralprodukte notwendig, um im Verlauf einer Darmfloraaufbaukur (siehe Instrument Mikrobiologische Therapie) eine Normalisierung der Säureausscheidung über den Darm zu ermöglichen.

Der Säure-Basen-Haushalt ist ein wichtiges Instrument der komplementären Medizin, um verschiedene Erkrankungsbilder, häufig in Kombination mit anderen Instrumentarien, ursächlich zu behandeln, zu lindern oder im Idealfall zu heilen. Bei dem Einsatz von basischen Mineralstoffprodukten muss auf eine sinnvolle Kombination der basischen Mineralstoffkomponenten mit Spurenelementen geachtet werden.

Experience-based medicine

Obwohl keine bedeutenden Studien zur Säure-Basen-Regulation in der Krebstherapie zur Verfügung stehen, sehen wir, dass es den Patienten/Patientinnen besser geht, wenn sie einen Säure-Basen-Ausgleich durchführen.

Wir versuchen, Ihnen dazu einen Experience-based-Erklärungsversuch zu geben.

Eine Operation mit notwendiger Antibiose und Chemotherapie belastet das gesunde Mikrobiom und verschiebt die „guten" Schutzflorakeime (Bifidobakterien, Bacteroides, Lactobacillen und die hier vor allem wichtigen stuhlansäuernden H_2O_2-Lactobacillen) zugunsten der „schlechten" proteolytischen Flora, auch „Fäulnisflora" genannt, was ja an sich schon alles sagt.

Im gesunden Zustand des Mikrobioms ist der Stuhl leicht sauer in einem pH-Bereich von 5,8 bis 6,5.

Nach dem chemischen Grundsatz „Gleiches löst sich in Gleichem" kann damit der Körper seine sauren, ausscheidungspflichtigen „Stoffwechselabfälle" gut im Stuhl lösen und via naturalis aus dem Körper ausleiten.

Die proteolytische Flora aber mag es „basisch" und verschiebt daher den pH-Wert in ihrer Umgebung entsprechend. Ein Überhandnehmen der Proteolyten im Darm führt dazu, dass der Stuhl-pH-Wert in Summe ins neutrale oder gar basische zwischen pH 7,0 und 8,0 verschoben werden kann.

Der chemische Grundsatz „Gleiches löst sich in Gleichem" greift nicht mehr, der Stuhl leitet nicht mehr alle Säuren aus dem Körper aus und es entsteht ein „Rückstau". Der Stoffwechsel „säuert".

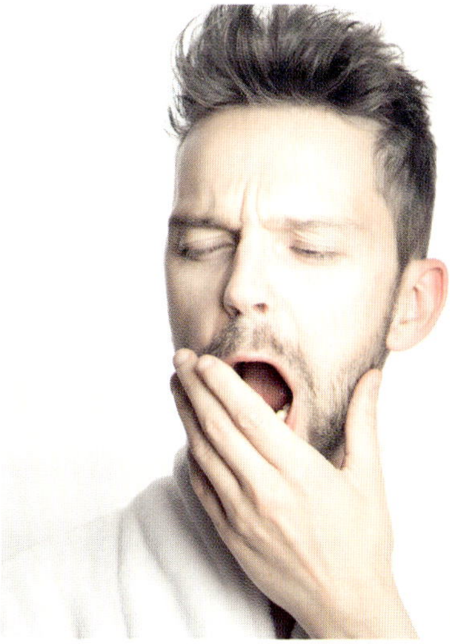

Bei Betroffenen entstehen als Symptome eher „weiche Faktoren", die keine Erkrankungsbilder im herkömmlichen allopathischen Sinn darstellen. Deswegen werden diese von der Schulmedizin in der Regel nicht beachtet, obwohl sie die Lebensqualität der Betroffenen teils merklich verschlechtern.

Häufig hören wir von unseren Patienten/Patientinnen bzw. Kunden/Kundinnen, dass sie doch acht Stunden geschlafen haben und am Morgen trotzdem nicht in die Gänge kommen. Also geringe Leistungsfähigkeit und Konzentration – „Mir fehlt die Energie, Sachen zu Ende zu bringen, das kenne ich so von mir nicht." Oder: „Und mein Doktor sagt, wenn ich müde sei, dann müsse ich früher ins Bett, aber das hilft mir nicht!"

Im Übrigen sind solche Aussagen nicht auf unsere onkologischen Patienten/Patientinnen beschränkt, sondern ein sehr häufig geäußertes Problem in der westlichen Gesellschaft. Die Erläuterung im Folgenden trifft also für alle zu, die dieses Problem schildern, also auch für an sich Gesunde!

Die Erklärung dafür liefert wieder die Komplementärmedizin mit der Verzahnung ihrer Instrumentarien.

Eine Mikrobiologische Therapie (z.B. ORTHODOC Mucosa) regeneriert das Mikrobiom über einen Zeitraum von Monaten. Bis dahin benötigt der Stoffwechsel basische Mineralien, also Mikronährstoffe, um die Säurelast auszugleichen. Eine Umstellung des Lebensstils ist immer die Basis und sollte, wie auf Seite 46 ff. beschrieben, umgesetzt werden.

Zu welcher Tageszeit sollte aber nun die Säure-Basen-Regulation durchgeführt werden?

Mit folgendem Schema haben wir gute Erfahrungen gemacht:

Wir haben einen circadianen Rhythmus unserer pH-Verhältnisse im Körper. Vereinfacht gesagt, sind wir tagsüber in der Aktivität, bei Verbrauch von Energie (Adenosintriphosphat (ATP) dephosphoryliert zu Adenosindiphosphat (ADP)), „sauer". Dies ist während der Tagesarbeit und im Eustress physiologisch und richtig.

Wenn aber nach getaner Arbeit, abends, die Ruhe und Erholung einsetzt, sollte unser Stoffwechsel auf „basisch" umschalten, um so in dieser Stoffwechsellage zu regenerieren. Dazu baut der Körper täglich parallel zur Bildung von Salzsäure in den Belegzellen des Magens Natriumhydrogencarbonatpuffer im Pankreas auf und gibt es an den Enterohepatischen Kreislauf ab. Im gesunden Zustand passiert in unserem Körper alles im Gleichgewicht.

Durch unseren Lebensstil, fehlende Ordnungstherapie, d.h. Balancierung zwischen Belastung und Erholung, und iatrogene Faktoren, wie wir sie eben auch bei onkologischen Patienten/Patientinnen notwendigerweise haben, reichen die körpereigenen Puffer dann abends nicht aus, um den Körper zeitnah in eine basische Stoffwechsellage zu bringen, in der er sich regeneriert. Deswegen schlafen die Betroffenen vielleicht ausreichende acht Stunden, regenerieren aber dabei nur vielleicht fünf bis sechs Stunden.

Zur richtigen Zeit gegeben, z.B. um 20.00 Uhr, füllen wir sozusagen nur das Delta an basischen Mineraliendefiziten gezielt auf, um dem Körper die Möglichkeit zur Regeneration zu geben. Hierbei ist bei der Produktauswahl auf eine ausgewogene Kombination aus Mineralstoffen und Spurenelementen zu achten, z.B. Innova Balance.

Dieses Instrument läuft parallel zur Mikrobiomtherapie in den ersten zwei bis vier Monaten täglich, danach nur noch an Tagen mit starken körperlichen und/oder geistigen Belastungen. Der Darm sollte nach dieser Zeit wieder selbst in der Lage sein, über den optimierten pH-Wert im Stuhl seine „entsäuernde" Aufgabe richtig auszuführen.

So ist das Konzept der Regulationsmedizin angelegt. Wenn alle „Rädchen" richtig ineinandergreifen, läuft der „Motor rund".

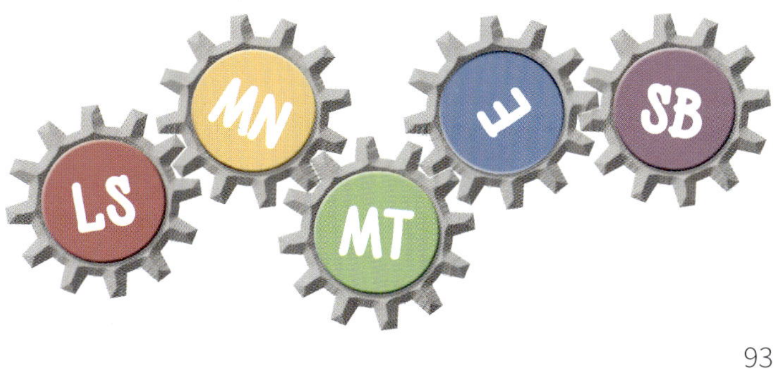

Phytotherapie

P

Der Einsatz von Pflanzen zur Linderung und Heilung von Krankheiten ist so alt wie die Menschheit selbst. Dabei wurde schon immer das Wissen um die Heilkräfte der verschiedenen Pflanzen von Generation zu Generation weitergereicht.

Die Bewohner jeder Region haben sich dabei spezifisches Wissen über die Pflanzen angeeignet, die in ihrer Umgebung wachsen. Neben der mündlichen Überlieferung trugen vor allem die Mönche und Nonnen in den Klöstern mit ihren Schriften zum Erhalt des Wissens bei. Sie waren in Europa auch in der Zeit vom 8. bis 13. Jahrhundert für die medizinische Versorgung der Bevölkerung verantwortlich. In dieser Zeit entstanden umfassende medizinische Werke, wie die von Hildegard von Bingen. Dieser Wissensschatz der sogenannten Klostermedizin über Pflanzen und ihre Heilwirkungen behielt seine Gültigkeit bis weit in das 19. Jahrhundert hinein und ist die Basis der modernen Phytotherapie. Häufig wird dieses Wissen auch als TEM, Traditionelle Europäische Medizin, bezeichnet. Viele der damaligen Erkenntnisse wurden und werden heute durch moderne naturwissenschaftliche Methoden der pharmazeutischen Biologie bestätigt.

Die pharmazeutische Biologie ist Teil des Pharmaziestudiums und für die Phytotherapie die wissenschaftliche Basis, nach der Inhaltsstoffe bzw. Gemische aus verschiedenen Inhaltsstoffen nach ursächlichen oder symptombezogenen Wirkungsweisen und nach Verfahren zur Standardisierung dieser Erkenntnisse definiert werden. Diese sogenannten rationalen Phytopharmaka unterliegen im Hinblick auf die Anforderungen für ihre Zulassung den gleichen Kriterien wie chemisch-synthetische Arzneimittel.

Die Phytotherapie basiert auf dem Einsatz hochqualitativer pflanzlicher Arzneimittel, die als arzneilich wirksame Inhaltsstoffe Substanzen aus Pflanzen, Pflanzenteilen oder Pflanzenbestandteile enthalten.

Die pflanzlichen Arzneimittel sind Vielstoffgemische und ihre Wirkung lässt sich häufig nicht auf einen einzelnen Inhaltsstoff zurückführen. Sie wirken als Komposition verschiedener wirksamkeitsbestimmender Inhaltsstoffe und deren Begleitstoffe. Daraus ergibt sich ein häufig breiteres Wirkspektrum als bei allopathischen Arzneimitteln.

Die Qualität des eingesetzten pflanzlichen Arzneimittels ergibt sich aus einer lückenlosen Kontrolle von Saatgut und der Anbauregion, des Anbaus und der Ernte mit dem richtigen Erntezeitpunkt bis hin zur Verarbeitung, Extraktion und Herstellung des eigentlichen Arzneimittels.

Produkte, die von uns bei den einzelnen Indikationen genannt sind, entsprechen den höchsten Qualitätsansprüchen und können nicht durch Produkte aus anderen Vertriebswegen, wie Supermarkt oder Drogerie, ersetzt werden.

Der Einsatz pflanzlicher Arzneimittel bedarf der Betreuung und Beratung speziell ausgebildeter Fachleute, wie sie nur in Apotheken, bei Ärzten/Ärztinnen und Heilpraktikern/Heilpraktikerinnen (in Deutschland) zu finden sind.

Die empfohlenen Phytopharmaka sind jeweils in Bezug auf Inhaltsstoffe, Drogen-Extrakt-Verhältnis, Extraktionsmittel und Tagesdosierung für die entsprechende Arzneipflanze oder Arzneipflanzenkombination optimal verarbeitet, um ein Maximum an Wirkung aus der/den Pflanze/n zu erhalten.

Die Dosierung der pflanzlichen Arzneimittel ist bei den einzelnen Indikationen dem Beipackzettel des Medikaments zu entnehmen. Ziel ist eine schnelle, ursächliche oder symptombezogene Behandlung des Erkrankungsbilds.

Die Phytotherapie kann auch parallel zu einer notwendigen allopathischen Behandlung sinnvoll und nützlich sein. Wie bei allen anderen genannten Instrumenten schließen sich einzelne Behandlungsmethoden nicht aus, sondern sind häufig synergistisch. Der Einsatz soll immer zum Nutzen der Erkrankten erfolgen.

Experience-based medicine

Die notwendige allopathische Behandlung bei Krebs führt mit Operation mit begleitender Antibiose, Chemotherapie und/oder Bestrahlung zur Belastung unserer vier großen Ausscheidungswege im Körper, also Leber – Galle – Darm, Niere – Blase, Atmung und Haut. Es entsteht sozusagen eine „Giftung“. Die Phytotherapie ist in der Lage, die Organsysteme bei einer „Entgiftung“ zu unterstützen und so die Ausleitung zu beschleunigen. Erfahrungsgemäß zeigt sich, dass ein von Belastungen befreiter Körper schneller regeneriert, immunstabiler ist und Betroffene deutlich an Lebensqualität gewinnt.

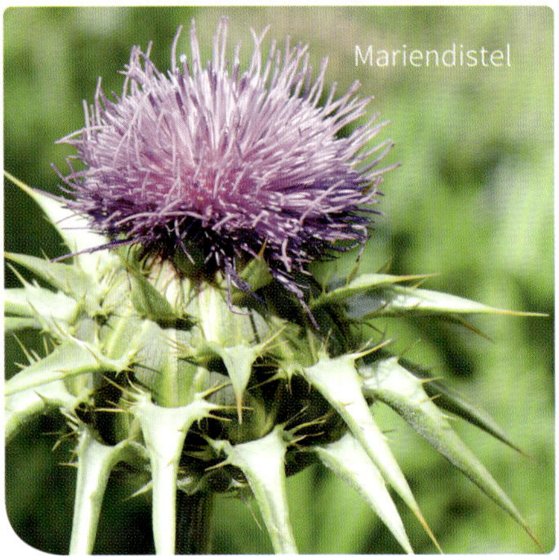
Mariendistel

Vor allem im Bereich Leber – Galle – Darm kann die Phytotherapie zu einer deutlichen Leberentlastung führen.

Eingestellte Extrakte aus Mariendistel wirken leberzellregenerierend, antihepatotoxisch und bewirken einen Hepatozytenschutz. Sie ermöglichen zudem eine raschere Reparatur von zellulärstrukturellen Schäden, indem sie die Membran stabilisieren. Außerdem erhöht die Mariendistel die Regenerationsfähigkeit von Hepatozyten, indem sie die Aktivität der nuklearen Polymerase A stimuliert, für eine schnellere Bildung von ribosomaler RNA sorgt und eine raschere und gesteigerte Eiweißsyntheserate bewirkt (siehe dazu auch Schilcher: Leitfaden Phytotherapie).

Eingestellte Extrakte aus Artischockenblättern steigern die Durchblutung der Leber und damit deren Stoffwechselleistung, wirken antioxidativ und zellmembranprotektiv und fördern die Verdauung von Nahrungsfetten zur Leberentlastung.

Nach Heinz Schilcher wirken sie zudem

- antioxidativ (indem sie die t-BHP-induzierte Malondialdehydproduktion hemmen, das radikalinduzierte Absterben von Hepatozyten reduzieren und eine zellmemranschützende Wirkung gegen endogene Noxen entfalten),
- die CCl4-induzierte Schädigung von Hepatozyten hemmen,
- die Durchblutung der Leber verbessern und Energiereserven mobilisieren,
- die Zellteilung der Hepatozyten anregen und
- die Vermehrung doppelkerniger Hepatozyten begünstigen.

Neben der Leberentlastung können Phytopharmaka zur Reduzierung von Nebenwirkungen der Allopathie erfolgreich eingesetzt werden. Übelkeit und Erbrechen treten hier häufig in unterschiedlicher Intensität auf. Vor allem die leichteren bis mittleren Beschwerden sind gut phytotherapeutisch zu behandeln. Neben verschiedenen Bitterstoffdrogen (Amara) und ätherischen Öldrogen (Aromatika) und Drogen mit beiden Inhaltsstoffgruppen (Amara-Aromatika) hat sich der Einsatz von Ingwerextrakt bewährt.

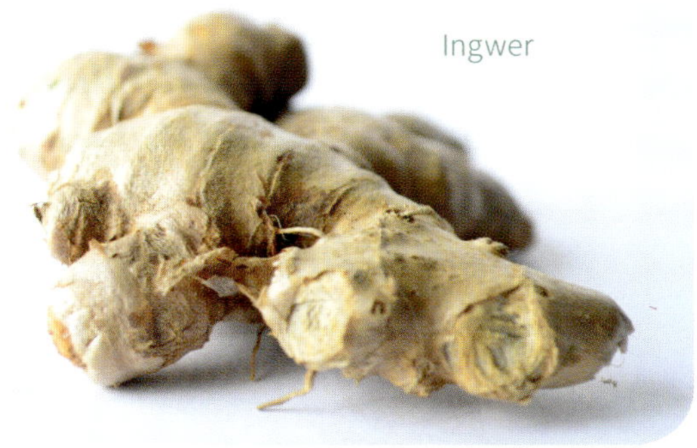

Ingwer

Die darin enthaltenen Inhaltsstoffe 6-Shogaol und Gingerole unterdrücken den Brechreiz, blockieren die Serotoninrezeptoren und wirken dämpfend auf autonome Zentren des ZNS, wobei sie keinen direkten Einfluss auf das Vestibularsystem haben. Die Unterdrückung des Brechreizes basiert u.a. auf einer Hemmung der 5-HT3-Rezeptorenfunktion. Eine wichtige Rolle spielt dabei wohl der Neurokinin-Rezeptor-Antagonismus. Ingwermoleküle können die Blut-Hirn-Schranke sehr gut überwinden.

Als Beispiel für eine ätherische Öldroge soll hier stellvertretend die Melisse erwähnt werden. Neben dem Einsatz bei funktionellen Magen-Darm-Beschwerden mit der karminativen und spasmolytischen Wirkung, bei Blähungen und Magen-Darm-Krämpfen wirkt sie auch noch beruhigend. Gerade hier ist die Wirkung eines Vielstoffgemischs, wie es die Phytopharmaka darstellen, gut zu erkennen. Der Einsatz bei Anspannung, Unruhe und Reizbarkeit sowie nervös bedingten Schlafstörungen ist für die Melisse beschrieben. Dieser „Doppeleffekt" der Melisse wird von Patienten/Patientinnen häufig als wertvoll empfunden, da vor allem auch die Psyche von einer Unterstützung profitiert (siehe Seiten 53 und 55).

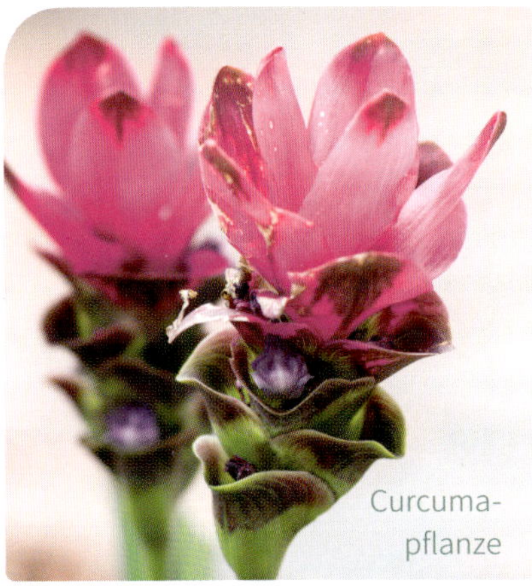

Curcuma-pflanze

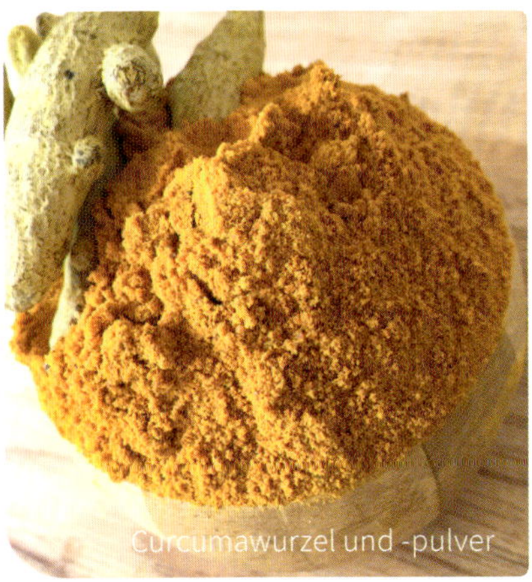

Curcumawurzel und -pulver

Eine Pflanze muss in diesem Zusammenhang unbedingt noch erwähnt sein: Curcuma. Curcumawurzelstock genauso wie die Javanische Gelbwurz enthalten unter anderem als wirksame Inhaltsstoffe Curcuminoide. Diese haben mit ihren „Radikalfängereigenschaften antioxidative, hepatoprotektive, antihepatotoxische, antivirale und tumorhemmende Eigenschaften" (Heinz Schilcher: Leitfaden Phytotherapie, 5. Auflage 2016).

Durch Induktion von Phase-II-Enzymen (Glutathiontransferase) wirkt Curcumin möglicherweise chemopräventiv. Zudem kommt es zu einer Inhibition prokarzinogener Phase-I-Enzyme (Cytochrom P 450 1A1). Curcumin hat durch seine antioxidativen Eigenschaften sowie die Cyclooxygenase-2- und Lipoxygenasehemmung eine entzündungshemmende Wirkung. Dadurch kommt es zu einem Zellzyklusstillstand, außerdem hemmt Curcumin viele zelluläre Signalwege und löst die Apoptose aus. Weiters werden auch die Wanderung und Invasionsfähigkeit von Tumorzellen sowie die Angiogenese gehemmt.

Curcumin wirkt in diesem Zusammenhang gegen auf eine Chemotherapie nicht reagierende Karzinomzellen. Zudem beeinflusst es Zellen des Immunsystems, was die Entwicklung zytotoxischer T-Lymphozyten vermindert. Es wird zudem über eine verminderte Bildung von Interleukin-2 und Interferon-γ berichtet. (Siehe dazu auch Jutta Hübner: Komplementäre Onkologie, 2. Auflage 2012.)

Merke:
Bei der Auswahl der Extrakte ist auf eine hohe Bioverfügbarkeit zu achten.

Das Ausscheidungssystem Haut ist häufig durch Bestrahlungstherapie belastet oder geschädigt. Hier können wundheilende, antientzündliche und pflegende Pflanzenextrakte in ausgewählten Lotionen, Creme- oder Salbengrundlagen eingesetzt werden (siehe auch Seite 132 f.).

Beispiele hierfür sind:

- Hamamelisblätter/-rindenextrakte: adstringierend, antiphlogistisch, mild oberflächenanästhesierend, gewebeverdichtend, juckreizstillend.
- Kamillenblütenextrakte: wundheilungsfördernd, antiphlogistisch, antibakteriell, ulkusprotektiv.
- Bittersüßstengelextrakte: adstringierend, antimikrobiell, antiphlogistisch, cortisonähnliche Wirkung, gewebeverdichtend, mild oberflächenanästhesierend.

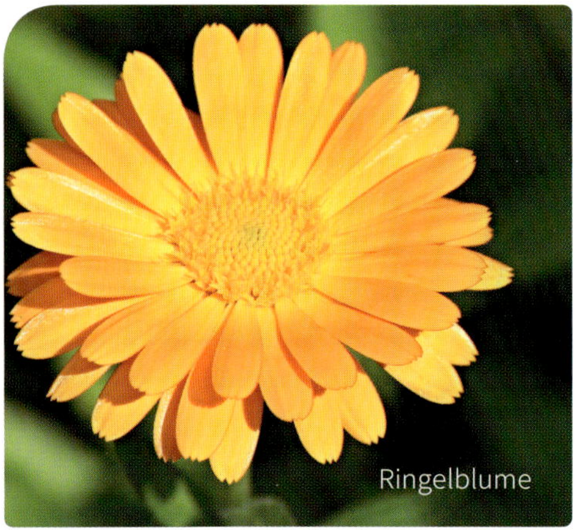
Ringelblume

- Wassernabelkrautextrakt: antiphlogistisch, wundheilungsfördernd, regulierend auf die Bindegewebsneubildung.
- Ringelblumenblütenextrakt: antiphlogistisch, wundheilungsfördernd, granulationsfördernd.

Dies sind aber nur einige der vielen Möglichkeiten.

Nässende und juckende Hautstellen können lindernd mit einer Mischung aus *Lotio alba aquosa* und *Unguentum leniens* behandelt werden.

Die Phytotherapie bietet aber auch ein Therapiekonzept, das zur Behandlung onkologischer Geschehen genutzt wird: die Misteltherapie.

Die Misteltherapie steht auf der Grenze zwischen der Phytotherapie und Anthroposophie. Je nach eingesetztem Arzneimittel/Wirkstoff wird sie der einen oder anderen Therapierichtung zugeordnet. Phytotherapeutisch wird vor allem der Wirkstoff Lektin (z.B. Firma Madaus) eingesetzt.

Die klassisch als „Misteltherapie" bezeichnete Therapierichtung zählt zur Anthroposophie.

Die Anthroposophische Medizin wurde 1920, also vor 100 Jahren, von Rudolf Steiner und Ita Wegmann begründet. Anthroposophische Mistelpräparate sind aktuell z.B. von den Firmen Abnoba, Helixor, Iscador oder Wala auf dem Markt.

Die Wirksamkeit der Mistelextrakte bei Tumorerkrankungen beruht auf dem Einfluss auf immunkompetente Zellen des unspezifischen Immunsystems (Monozyten, Makrophagen, Granulozyten, NK-Zellen) und des spezifischen

Immunsystems (T-Lymphozyten inkl. T-Helferzellen) sowie auf einer Reihe von Zytokinen und zählt heute als eindeutig belegt (siehe Studienliste auf Seite 106).

Wirksame Inhaltsstoffe sind neben dem ursprünglich angenommenen Mistellektin I weitere Lektine, wie ML II, ML III sowie Viscotoxine, Oligo- und Polysaccharide. Diese wirken immunmodulierend und immunstimulierend.

Die Mistel wächst als Halbschmarotzer auf Bäumen. Für den medizinischen Einsatz werden 13 verschiedene Wirtsbäume verwendet:

Viscum abietis – Tanne,
Viscum aceris – Ahorn,
Viscum amygdali – Mandel,
Viscum betulae – Birke,
Viscum crataegi – Weißdorn,
Viscum fraxini – Esche,
Viscum mali – Apfel,
Viscum pini – Kiefer,
Viscum populi – Pappel,
Viscum quercus – Eiche,
Viscum salicis – Weide,
Viscum tiliae – Linde,
Viscum ulmi – Ulme.

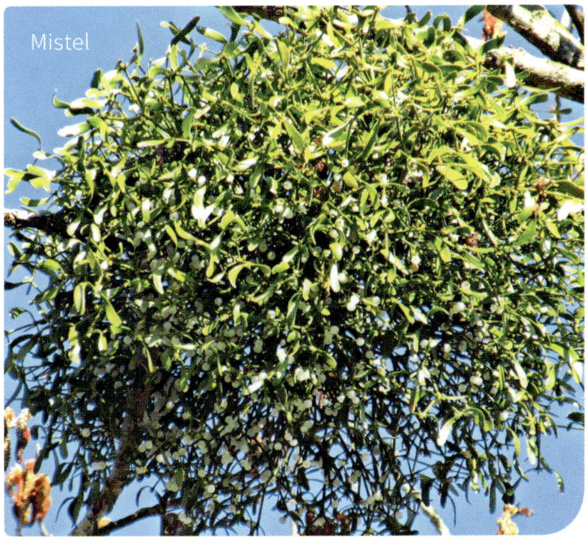
Mistel

Betrachtet man die Mistel aus dem Blickwinkel der Signaturenlehre, ist der Zusammenhang zwischen einem Krebsgeschwür beim Menschen und der Mistel auf den genannten Wirtsbäumen als Schmarotzer offensichtlich.

Genau so „entwickelt" die Anthroposophie die Komposition ihrer Arzneimittel: durch Beobachtung und Interpretation der Natur. Dass hier die Allopathie bei der Methode „Arzneimittelfindung" ein Problem in Bezug auf EBM (evidence-based medicine) hat, ist zu erwarten.

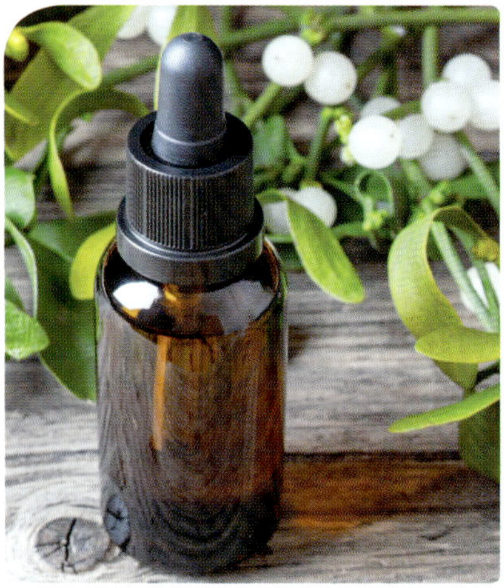

Zudem gibt es für die Misteltherapie eine stabile Studienlage, auch nach Evidence-based-Maßstäben (siehe Studienliste auf Seite 106).

Die Arzneimittelherstellung nach phytotherapeutischen und anthroposophischen Maßstäben ist standardisiert. Inhaltsstoffe wie Viscotoxine, Peptide, Oligo- und Polysaccharide, Flavonoide, Thiole und Triterpen sind als Vielstoffgemische in Mistelextrakten mit ihrer Wirkung in der Anthroposophie und der Phytotherapie belegt.

Unter anderem deswegen ist die Anthroposophische Medizin als „besondere Therapierichtung" seit 1976 im Arzneimittelgesetz und seit 1989 als medizinische Richtung im Sozialgesetzbuch V gesetzlich verankert.

Phytotherapeutisch sind folgende Wirkungen der Mistel dokumentiert:

- ML I: direkte Verklebung der Tumorzelle,
- ML I: Aktivierung von Immun- und Hemmung von Tumorzellen (weil Zytokine und Interleukine ausgeschüttet werden),
- ML I: Aktivierung von Makrophagen, T-Helferzellen und natürlichen Killerzellen,
- ML I ist als „Modifikator der biologischen Reaktion" in der Lage, die Sekretion von TNF-α, IL-1, IL-2 des Interleukin-2-Rezeptors (CD25) zu steigern,
- ML I regt die Phagozytose von Granulozyten und die Produktion von granulären T-Lymphozyten an,
- ML I: Endorphinfreisetzung.
- Viscotoxine hemmen das Tumorwachstum in vitro, offenbar teilweise über eine Hemmung von Suppressorzellen,

- Viscotoxine regen eine direkte zytotoxische Aktivität an,
- Beeinflussung des psychoneuroimmunen Systems, unter Umständen vermittelt durch Freisetzung von Zytokinen und β-Endorphin.

(Nach Schilcher, Kammerer: Leitfaden Phytotherapie, 5. Auflage 2016)

Es liegen inzwischen 139 klinische Studien zur Anwendung anthroposophischer Mistelpräparate vor, von denen 136 einen Vorteil für die Misteltherapie zeigen. Dabei verbessern die Mistelextrakte die Wirkung der allopathischen Onkologie, verringern deren Nebenwirkungen und aktivieren körpereigene Abwehrmechanismen gegen Krebszellen sowie nicht spezifische Immunreaktionen.

In den Studien zur Anthroposophischen Misteltherapie ergaben sich folgende Ergebnisse:

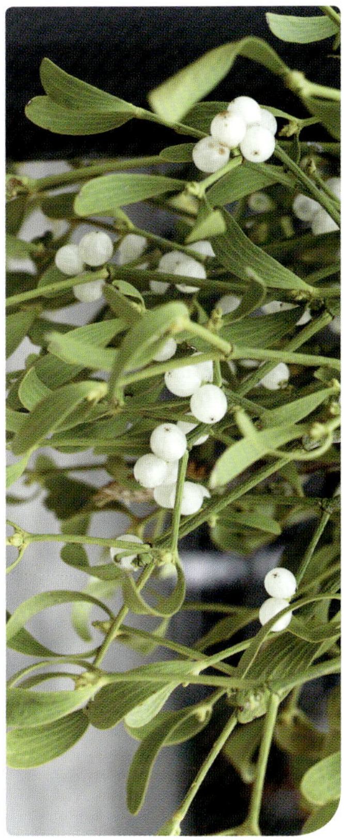

- Verbesserung der Lebensqualität:
  - Appetitsteigerung und Gewichtszunahme,
  - Normalisierung von Schlaf, Wärmeempfinden und Leistungsfähigkeit,
  - Verbesserung der Stimmungslage und Initiativfähigkeit.
- Reduktion unerwünschter Nebenwirkungen der konventionellen Therapie wie Chemo- und Strahlentherapie
- Reduktion krankheits- oder therapiebedingter Symptome:
  - Übelkeit,
  - Erbrechen,
  - Diarrhoe,
  - Immundepression.
- Linderung des tumorbedingten Fatigue-Syndroms

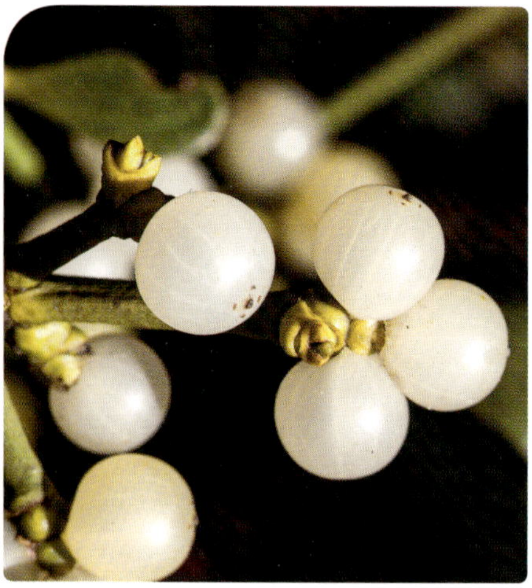

- Linderung tumorbedingter Schmerzen
- Verringerung der Hospitalisationszeit
- Verbesserung der immunologischen Reaktionsbereitschaft:
  - Steigerung der körpereigenen Abwehr.
  - Verminderung der Infektanfälligkeit.
- Vorbeugung von Rezidiven und Metastasen
- Verlängerung der Überlebenszeit

(www.mistel-therapie.de)

Die Auswahl des Mistelprodukts und des passenden Wirtsbaums ist von der Tumorart, dem Krankheitsstadium, der Lokalisation und dem Allgemeinzustand der/s Patienten/in abhängig. Die Auswahl der Therapie und die Betreuung durch die verschiedenen Phasen der Misteltherapie muss von einer/m erfahrenen Therapeutin/en begleitet werden.

Wie lässt sich die Misteltherapie mit der Standardtherapie der Onkologie kombinieren?

Chemotherapie

Der Mistelextrakt regt das Knochenmark zur Synthese von neutrophilen Granulozyten an, weswegen eine Neutropenie vermieden und die Chemotherapie ohne Dosisreduktion durchgeführt werden kann.

Das chemotherapeutisch induzierte Erbrechen wird unter Misteltherapie gemildert.

Wechselwirkungen von Mistelextrakten (Iscador M spezial und Iscador Q spezial) mit konventionellen Chemotherapeutika (z.B. Doxorubicin, Gemcitabin, Docetaxel, Cisplatin) in Form einer Wirkungsreduktion haben sich nicht gezeigt. Bei der gleichzeitigen Gabe des monoklonalen Antikörpers Trastuzumab und Iscadro M hat sich sogar eine additive Wirkung bei einer In-vitro-Untersuchung an einer humanen Brustkrebszelllinie ergeben. Diese Erkenntnis kann nicht direkt in die komplexe In-vivo-Situation übertragen werden, trägt aber zur Sicherheit der Therapie bei.

Bestrahlung

Eine kombinierte Gabe ist sinnvoll und empfehlenswert, da Nebenwirkungen der Radiatio reduziert werden. Der Injektionsort der Misteltherapie darf allerdings nicht im Bestrahlungsareal liegen.

Hormon- und Antihormontherapie

Eine Kombination, gegebenenfalls in einer individuell angepassten Dosierung, ist möglich. Eine Reduzierung der Nebenwirkungen durch Mistelpräparate kann hier häufig beobachtet werden.

Immunsuppressive Therapien

Bei der Gabe von z.B. Corticoiden oder Bisphosphonaten sollte die Dosis reduziert angepasst und ein Immunmonitoring durchgeführt werden.

Aufgrund der Wirkungsweise ist die Misteltherapie sowohl präventiv, adjuvant als auch palliativ einsetzbar.

Der Einsatz bei soliden Tumoren sollte, wie immer, individuell von einer/m erfahrenen Therapeutin/en durchgeführt, begleitet und kontrolliert werden. Je nach Reaktionslage der/s Patientin/en sind gegebenenfalls Dosisanpassungen notwendig.

Der Einsatz bei hämatologischen Tumoren (z.B. Leukämien, Lymphome) ist aufgrund der immunstimulierenden Wirkung von Mistelextrakten nicht zugelassen. Es ist hier eine Wachstumsstimulation denkbar und möglich, was eine Verschlechterung der Tumorerkrankung zur Folge haben kann. Siehe hierzu auch Seite 123.

Weitere Quellen und Informationen finden Sie hier:

- Die wissenschaftliche Broschüre „ISCADOR in der Tumortherapie“ kann bezogen werden über die Webseite https://www.iscador.com/de-de/fachkreise/informationsmaterialien/ (doccheck-passwortgesichert).
- https://www.leitlinienprogramm-onkologie.de/leitlinien/komplementaermedizin/
- Metaanalyse (2020) von Walach und Loef zur Lebensqualität (Untersuchung von Studien aller Mistelpräparate) (open access, unter https://pubmed.ncbi.nlm.nih.gov/32690087/)
- Metaanalyse von Ostermann zur Überlebenszeit von Tumorpatienten/Tumorpatientinnen mit ISCADOR-Therapie (open access, unter https://pubmed.ncbi.nlm.nih.gov/31927541/)
- Weitere umfangreiche Informationen zur Anwendung, Studienlage bei ausgesuchten Tumorentitäten (z.B. Mamma-Ca., Pankreas- und Dickdarmkarzinome) und Informationen für Patienten/Patientinnen sind unter https://www.iscador.com/de-de/fachkreise/informationsmaterialien/ für Ärzte/Ärztinnen, Apotheker/Apothekerinnen und Heilpraktiker/Heilpraktikerinnen jeweils kostenlos download- und bestellbar.

Homöopathie

H

Homöopathie ist im Bereich der Nosodentherapie und der Symptomlinderung ein sinnvoller möglicher Ansatz in der Onkologie. Aufgrund der konträren Beurteilung der Homöopathie ist es für uns momentan aber nicht möglich, eine abschließende Beurteilung der Homöopathie in der Onkologie zu treffen.

Das schließt aber nicht aus, dass ein/e erfahrene/r klassische/r Homöopath/in in Kombination mit den anderen komplementärmedizinischen Instrumentarien gute Ergebnisse in der komplementären Krebstherapie erzielen könnte.

Ganz anders wird aber die Beurteilung der Homöopathie ausfallen, wenn sich das Konzept der Banerji-Protokolle bestätigen sollte. Die Ärztefamilie Banerji arbeitet über Generationen hinweg seit 1863 in Indien mit der Homöopathie. Aufgrund der großen Zahl an Erkrankten, die ihre Hilfe erbitten (bis zu 500 Patienten täglich), war eine patientenbezogene Einzelanamnese der Symptomenlage schlicht aus Zeitgründen unmöglich. Deswegen begann die Familie Banerji ab den 1930er Jahren damit, die Homöopathie auf die Diagnose bezogen einzusetzen. Das bedeutet, dass bei gleicher (schulmedizinischer) Diagnose das gleiche homöopathische Therapieschema eingesetzt wurde. Die Ergebnisse wurden seit dieser Zeit dokumentiert und in den sogenannten Banerji-Protokollen zusammengefasst.

Durch diesen Ansatz gibt es aber auch innerhalb der Homöopathie Diskussionen darüber, ob die Banerji-Protokolle überhaupt den Prinzipien der klassischen Homöopathie entsprechen oder nicht, da die Homöopathie eigentlich eine individualisierte Therapie verfolgt. Wir beteiligen uns an diesen Diskussionen bewusst nicht, da es schon genügend Grabenkämpfe in der Heilkunst gibt. Nach wie vor zählt unser Grundsatz: „Wer heilt, hat recht."

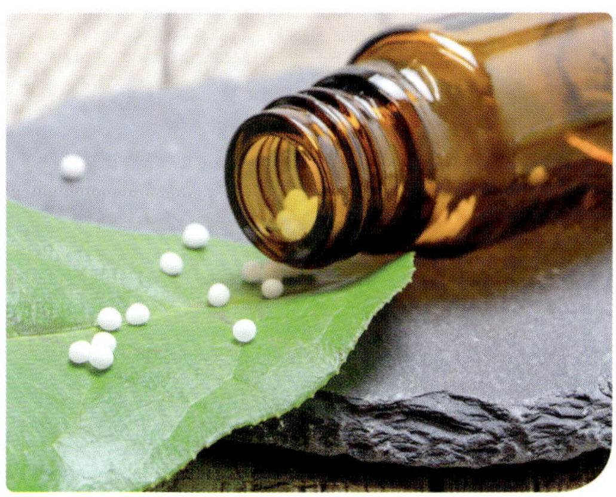

Derzeit werden die Banerji-Protokolle vom National Cancer Institute (NCI) in den USA und der ebenfalls dort beheimateten U.S. Food and Drug Administration (FDA) untersucht. Es bleibt abzuwarten, wie sie letztlich darüber urteilen werden. Bei einem positiven Bescheid müsste die Verwendung der Homöopathie in der Onkologie sicherlich neu durchdacht werden.

Mykotherapie

Vor allem im asiatischen Raum werden auch Heilpilze in der Krebstherapie sehr erfolgreich eingesetzt und unterstützen dabei einerseits die Wirkung schulmedizinischer Behandlungen und reduzieren andererseits viele der unerwünschten Nebenwirkungen etwa von Strahlen- und Chemotherapie.

So erfuhr etwa der Mandelpilz Agaricus blazeii Murrill (ABM) in den letzten Jahrzehnten erhöhte Aufmerksamkeit. Verschiedene Labors untersuchten die antioxidative und immunmodulatorische Wirkung des Pilzes und man stellte fest, dass der ABM eine antineoplastische Wirkung auf progressive Krebszellen aufweist, indem er das Wachstum eines tumoralen Gefäßsystems und somit auch seine Versorgung unterbinden kann.

Außerdem wiesen Patientinnen mit Gebärmutterhals- und Eileiterkrebs nach einer Supplementierung mit ABM einen nachweislich höheren Anteil an natürlichen Killerzellen auf, entwickelten mehr Appetit und erlitten folglich nach einer Chemotherapie einen geringeren Körpergewichtsverlust und

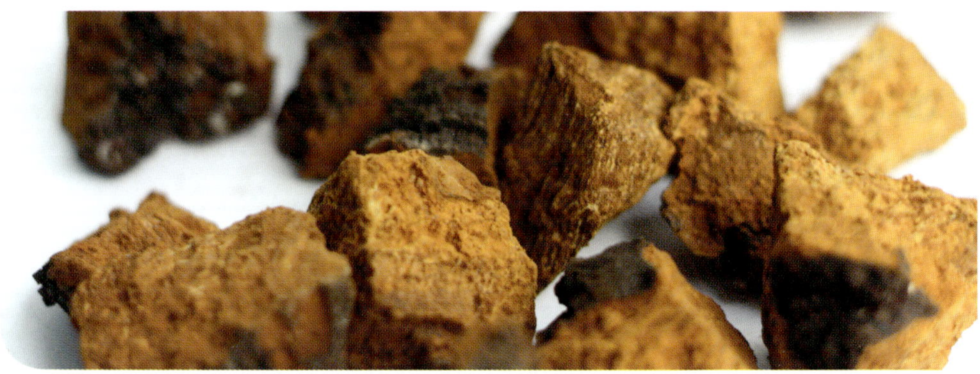

waren auch weniger geschwächt als Patientinnen, die nur ein Placebo erhielten.

Triterpenderivate im Chaga wie etwa Lupenon, Lupeol, β-Sitosterol und Betulin werden als komplementäres Therapeutikum gegen Hautkrebs eingesetzt. Sie führen zu einer Induktion der Apoptose und Reduktion der Genotoxizität verschiedener Karzinogene.

Das im Reishi enthaltene Ergosterolperoxid ist vor allem dann indiziert, wenn sich Krebszellen gegen chemotherapeutische Behandlung als resistent erweisen. Hier kann der Reishi dazu beitragen, diese Resistenz aufzubrechen. In Japan ist der Reishipilz inzwischen als Medikament in der Krebstherapie zugelassen, womit auch die Kosten von den Krankenkassen übernommen werden. Krebskranke, die Reishi einnahmen, hatten nach der Behandlung eine vergleichsweise bessere Lebensqualität als Patienten einer Kontrollgruppe.

Der Schopftintling hemmt die Zellvermehrung bei hormonabhängigen Krebserkrankungen wie Prostata- und Brustkrebs und wird daher ebenfalls gerne komplementär eingesetzt.

Eine Supplementierung mit Shiitakeextrakten erweist sich bei Darm- und Pankreaskrebs als sehr hilfreich, bei Brustkrebs erhöhte sich die Überlebensrate der Patientinnen um drei bis fünf Jahre, wenn zur Chemotherapie gleichzeitig eine Supplementierung mit Shiitake erfolgte.

Die Schmetterlingstramete ist ebenfalls ein guter Begleiter einer Chemotherapie und verringert markante posttherapeutische Symptome, zudem wird mit diesem Pilz die Infiltration der Tumore durch dendritische und zytotoxische T-Zellen erleichtert.

Krebs und Sport – Onkowalking

von Dr. med. Thomas Kubin
Chefarzt der Abteilung für Hämatologie, Onkologie und Palliativmedizin am Klinikum Traunstein

Bewegung ist Leben!

Regelmäßige und auch (etwas) anstrengende Bewegung steigert die Lebenszeit bzw. führt zu weniger Herz-Kreislauf- bzw. Diabeteserkrankungen, reduziert Depressionen und senkt die Krebssterblichkeit.

Dabei spielt natürlich auch bei Übergewicht die Reduzierung der Pfunde eine protektive Rolle. So ist die Wahrscheinlichkeit einer Entstehung von Brustkrebs bei deutlich Übergewichtigen doppelt so hoch wie bei Normalgewichtigen, zudem erhöht Übergewicht das Risiko für z.B. Darmkrebs, Krebs am Übergang von Speiseröhre und Magen, Nierenkrebs, Eierstockkrebs und Gebärmutterkrebs.

Durch einen gesunden Lebensstil lässt sich nach Berechnungen des deutschen Krebsforschungszentrums (DKFZ) in Heidelberg das Auftreten von bis zu 40 % aller bösartigen Erkrankungen vermeiden. Hierunter verstehen die Forscher/Forscherinnen Folgendes:

- Vermeiden von Rauchen (= Nummer 1!),
- regelmäßige Bewegung (Bewegungsmangel ist wahrscheinlich Nummer 2),
- Reduzierung von Übergewicht,
- kein hoher Fettverzehr,
- nicht zu viel Alkohol trinken,

- Verzehr von gegrillten, gepökelten oder geräucherten Speisen reduzieren,
- seltener Genuss von rotem und verarbeitetem Fleisch,
- ballaststoffreiche Ernährung mit viel Obst und Gemüse.

Laut dem „Eurobarometer" von 2010 treiben Deutsche nur zu etwa 9 % regelmäßig und 40 % ziemlich regelmäßig Sport. Das heißt, über 50 % der Bürger/Bürgerinnen treiben nie oder selten Sport. Bis in die 1960er Jahre hinein wurden die Menschen im Alltag sowie bei der Arbeit körperlich noch stark beansprucht. Durch die Entwicklungen der modernen Welt mit immer mehr Autos für jedermann, jeder Menge Maschinen, die einem ganz viele Dinge bei der Arbeit sowie im Alltag abnehmen, bis hin zur Industrie 2.0 und höher mit automatisierten Produktionsprozessen müssen Menschen immer mehr geistig, z.B. im Büro und am Computer, und immer weniger körperlich leisten. Vor 100 Jahren bewegte sich ein arbeitender Mensch im Schnitt bis zu 20 Kilometer am Tag, heute sind es schätzungsweise 400–700 Meter. Zu Beginn des 20. Jahrhunderts wurden 90 % des Wirtschaftsaufkommens durch Muskelkraft erbracht, heute sind es nur noch ca. 1 %. Das gilt leider auch schon für Kinder. Entsprechend wird der „Ausgleich" durch sportliche Betätigung immer wichtiger. Forscher und Forscherinnen kamen bereits im Jahr 2001 zu dem Schluss, dass ein körperlich aktiver Lebensstil (Verbrauch von zusätzlich 1.000 kcal/Woche) die „all-cause-mortality" um 20–30 % reduziert.

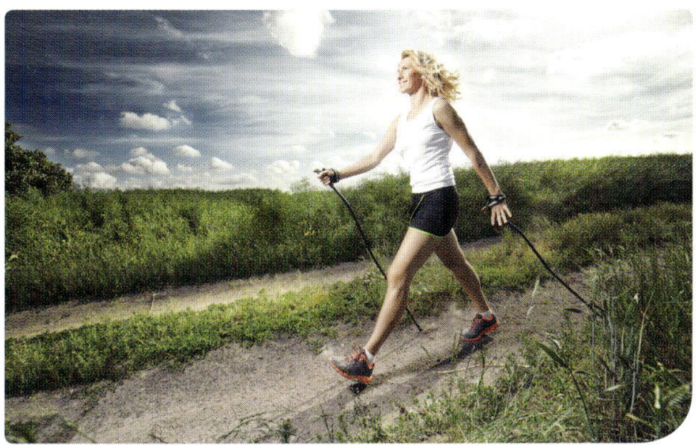

Aber soll man auch Sport betreiben, wenn man bereits krank ist (und vielleicht noch nie Lust dazu gehabt hat)?

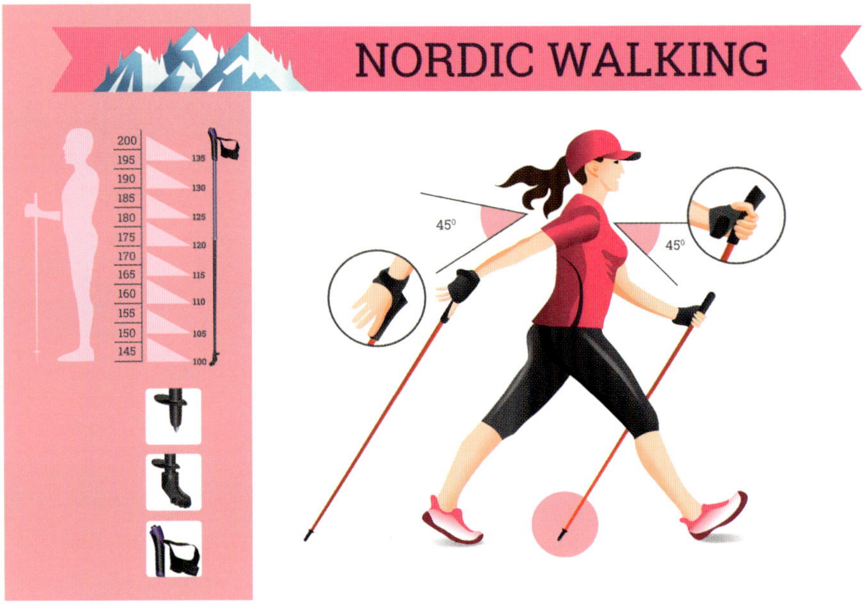

Nordic Walking bzw. OnkoWalking kommt ohne große Ausrüstung aus. Wichtigstes „Werkzeug" sind die Stöcke, die idealerweise aus Carbon oder Graphit bestehen und an den Griffen über entsprechende Handschlaufen verfügen sollten. Je nach bevorzugtem Untergrund kann man am Stockende zwischen Gummipuffer (Asphalt und gut befestigte Wege) und geländegängigeren Hartmetallspitzen wählen. Wichtig ist die korrekte Stocklänge, die von der Größe des Nutzers/der Nutzerin abhängig ist (siehe Bild). Man kann dabei auf verstellbare und nicht verstellbare Varianten zurückgreifen, bei dauerhafter Nutzung ist meistens die nicht verstellbare Version besser.

Als Schuhe eignen sich gute Lauf- oder Trekkingschuhe. Eine eigene Bekleidung ist im Grunde nicht notwendig.

Um den größtmöglichen Nutzen aus dem Walken zu ziehen, ist die richtige Walking-Technik entscheidend.

- Ihre Fußspitzen zeigen nach vorne, Schulter und Nacken sind locker und entspannt.
- Ihr Oberkörper bleibt aufrecht.
- Atmen Sie normal.
- Beginnen Sie nun mit dem Stockeinsatz, wobei sich Bein und Stock immer diagonal bewegen. Das bedeutet, dass zunächst der rechte Fuß und der linke Stock inklusive linker Schulter vorne sind, während der linke Fuß und der rechte Stock inklusive rechter Schulter hinten bleiben. Beim nächsten Schritt kommen der linke Fuß und der rechte Stock inklusive rechter Schulter nach vorn.
- Die Stöcke sind nah am Körper zu führen und jeweils kräftig vorn aufzusetzen.
- Die Arme sollten sich beim Laufen innerhalb eines 45-Grad-Winkels bewegen (siehe Abbildung).
- Wenn Sie den Stock hinten abstoßen, öffnen Sie die Hand und führen Sie den Stock mit offener Hand wieder nach vorn (das passiert dann über die Schlaufe). Dann umfassen Sie den Stock und stoßen ihn vorne kräftig (aber nicht mit Gewalt) auf.
- Laufen Sie in einem Tempo, das flott sein sollte, bei dem Sie sich aber noch unterhalten können, ohne nach Luft schnappen zu müssen (die Herzfrequenz sollte 110 bis 130 Schläge pro Minute nicht übersteigen).
- Um einen möglichst guten Trainingseffekt zu erzielen, sollten Sie zwei- bis dreimal pro Woche mindestens eine halbe Stunde walken.

Noch bis weit in die 1980er Jahre hinein galt die Empfehlung der Mediziner/Medizinerinnen, dass sich Patienten/Patientinnen mit Krebserkrankungen erholen müssten, körperliche Anstrengungen vermeiden sollten und durch körperliche Belastungen sogar geschädigt werden könnten. Die Folgen der Inaktivität liegen aber auf der Hand: Muskelabbau, verminderte körperliche Leistungsfähigkeit, erhöhte Müdigkeit und Erschöpfung. Übrigens sinkt dann auch nachgewiesenermaßen die Hirnleistungsfähigkeit. Das einzige Mittel, diesen Teufelskreis der Abwärtsspirale von nachlassender körperlicher Leistungsfähigkeit, die zu weiterer Schonung und dadurch zu weiterer Inaktivität führt, zu durchbrechen, ist sportliches Bewegungstraining.

Mittlerweile gibt es genug Beispiele dafür, wie gut Sport oder auch nur viel Bewegung auf Körper und Geist wirken kann. Neben der Breitensport- und der Fitnessbewegung haben sich auch im medizinischen Bereich Sportgruppen gegen alle möglichen Erkrankungen etabliert. Als erstes haben die Koronarsportgruppen bewiesen, dass Sport nach Herzinfarkt das Leben verlängert und die Leistungsfähigkeit verbessert. Altenheime richten inzwischen eigene kleine Fitnessstudios ein, nach dem Motto „fit bis 100". Die jüngste Entwicklung sind nun „Sport-nach-Krebs-Gruppen" und „OnkoWalking"-Gruppen.

Unter dem Motto „Aktivität statt Schonung" berichtete das Deutsche Ärzteblatt erstmals im März 2009 in einem umfassenden Artikel über die präventiven und therapeutischen Effekte von Sport bei Krebspatienten/-patientinnen: Sport und Bewegungstraining vermindern die Beschwerden einer Krebserkrankung, lindern die Nebenwirkungen einer Krebstherapie und beeinflussen den Krankheitsverlauf positiv.

Aber der Bewegung kommt auch präventiv eine große Bedeutung zu. So gibt es mittlerweile zu allen häufigen Tumorarten große Beobachtungsstudien sowie bereits erste kleinere prospektive, randomisierte Studien – insgesamt einige hundert an der Zahl –, die darauf hinweisen, dass regelmäßiger Sport das Auftreten von Krebserkrankungen deutlich reduziert. Im Schnitt wurde hier bei sportlich Aktiven für Brustkrebs, aber auch für Darm- und Prostatakrebs eine 20 bis 40 % niedrigere Erkrankungswahrscheinlichkeit ermittelt als bei inaktiven Menschen.

Merke:
„Wer sich viel bewegt, reduziert das Risiko, an Krebs zu erkranken."

Entsprechend sind sich die Krebsgesellschaften der westlichen Welt längst einig und geben Empfehlungen zur Prävention von Krebserkrankungen. So empfiehlt die Deutsche Krebsgesellschaft (DKG) Regeln zur Lebensführung gegen den Krebs, die u.a. den Verzicht auf Rauchen, geringen Alkoholkonsum, eine ausgewogene und gesunde Ernährung, ausreichenden Sonnenschutz, ein gesundes Körpergewicht und tägliche Bewegung beinhalten. Es wird ein sportliches Training mindestens dreimal pro Woche über mindestens 30 Minuten empfohlen, insbesondere Ausdauersportarten. Andere Organisationen wie z.B. die amerikanische Krebsgesellschaft empfehlen mindestens 150 Minuten moderaten oder 75 Minuten intensiven Sport pro Woche. Das Bewegungsprogramm kann teilweise auch durch Alltagsaktivitäten wie z.B. Spazierengehen oder Gartenarbeit erbracht werden.

Der Effekt von Sport und Bewegung bei Krebserkrankung

Ein Körper, der auch „Stress" gewohnt ist, kann letztendlich auch mehr Probleme wegstecken. So können viele Beschwerden einer Krebserkrankung sowie auch Nebenwirkungen durch die Krebstherapie durch regelmäßiges sportliches Training positiv beeinflusst werden. Damit ist die Empfehlung verknüpft, auch während einer Chemo- oder Strahlentherapie zumindest leichten Sport zu treiben und gegebenenfalls nur an ganz schlechten Tagen zu pausieren. Wichtig ist allerdings auch, den Körper hier nicht zu überlasten, d.h., es sollen in dieser Phase maximal 60–70 % des maximalen Trainings absolviert werden. Wichtig ist hierbei, dass man sich auch nach der Belastung noch recht wohl fühlt, und es wird empfohlen, die maximale erreichte Herzfrequenz (bei Gesunden 200 minus Lebensalter) auf höchstens 70–80 % zu begrenzen.

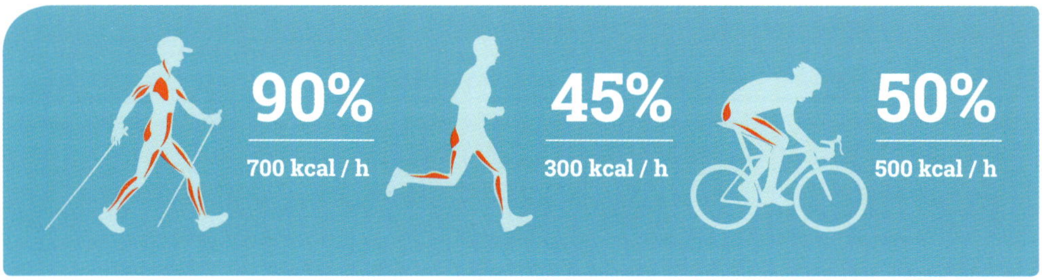

Im Vergleich zum Laufen oder Radfahren beansprucht Nordic Walking wesentlich mehr Muskeln und verbrennt auch mehr mehr kcal pro Stunde. Das sind gute Argumente, damit zu beginnen.

Eine Steigerung der allgemeinen Leistungsfähigkeit, die Verbesserung des Allgemeinzustands sowie der Lebensqualität sind wichtige Meilensteine, die man mit konsequentem Training erreichen kann. Zusätzlich hat das Bewegungstraining einen positiven Effekt auf das sogenannte Fatigue-Syndrom, also das chronische Müdigkeitssyndrom. Hiergegen sollte aber sehr langsam mit kleinen Dosen begonnen, dafür aber häufiger trainiert werden.

Man sollte allerdings immer darauf achten, eine durch die Krebstherapie bedingte Anämie oder andere Mangelerscheinungen auszugleichen. Eine Reduzierung der Übelkeit, verminderte Schmerzwahrnehmung, eine schnellere Erholung der Blutbildung mit teils schnellerer Entlassung aus dem Krankenhaus (auch hier darf häufig etwas trainiert werden), Stressreduktion und Verbesserung des Nachtschlafs sind weitere positive Effekte. Sport wirkt auch antidepressiv und erhöht die Bereitschaft, die Erkrankung selbst aktiv zu bekämpfen. Auch in Sportgruppen spielen die gegenseitige Motivation und der Austausch mit Menschen mit ähnlichen Problemen eine wichtige Rolle, viele Patienten/Patientinnen berichten über eine deutliche Steigerung der Lebensfreude durch gemeinsame Sporterlebnisse. Wichtig hierbei ist auch, gegebenenfalls den Partner/die Partnerin mit einzubinden, denn Sport ist gut für jede/n und gemeinsame Erlebnisse sind meist schöner als einsame.

Sport und Bewegung beeinflussen den Krankheitsverlauf positiv

Sport ist so wichtig wie ein Krebsmedikament. Dies kann man in den letzten Jahren immer wieder in den Medien lesen. Aus vielen Beobachtungsstudien kann die Erkenntnis gezogen werden, dass regelmäßiger Sport die Überlebenszeit bei einer bestehenden Krebserkrankung verlängert bzw. die Häufigkeit von Rezidiven vermindert. Dabei hat sich gezeigt, dass es nie zu spät ist, mit dem Training anzufangen, ein Effekt lässt sich also konstant nachweisen. In einigen, aber nicht in allen Studien konnte gezeigt werden, dass ein moderates bis intensives Training in dieser Situation mehr bewirkt als ein leichtes oder seltenes Training, wobei sehr hohe Belastungen meist keinen zusätzlichen Vorteil bringen. Beim Brustkrebs, hier v.a. bei den hormonabhängigen Formen, kann die Sterblichkeitsrate um 30 bis 50 % gesenkt, die 5-Jahres-Überlebensrate um 5 bis 10 % erhöht und das Rezidivrisiko um 20 bis 25 % gesenkt werden (= statistische Werte). Auch bei Darm- und Prostatakrebs gibt es vergleichbare Zahlen mit einer Absenkung der Sterblichkeit um 30 bis zu 60 % im Vergleich zu Patienten/Patientinnen, die nicht trainieren. Diese Ergebnisse sind absolut spektakulär und es wird derzeit versucht, sie in prospektiven Studien zu bestätigen. Die höhere Wahrscheinlichkeit, durch Sport eine onkologische Therapie zeitgerecht und ohne Reduzierung der Dosis fortsetzen zu können, birgt ebenso die Chance einer Verbesserung der Prognose.

Sport aktiviert die Selbstheilungskräfte des Körpers

Spannend und bis heute nur in Teilen geklärt sind die Wirkungsweisen von Sport gegen den Krebs. Auch hier gibt es nationale wie internationale Forschungsgruppen, die versuchen, dem Phänomen bis hin zu den molekularen Strukturen und biochemischen Veränderungen auf die Spur zu kommen. In jedem Fall bewirkt Sport die Stimulation der „Restgesundheit", also eine Stärkung der gesunden Anteile des Körpers, um sie im Kampf gegen den Krebs bzw. in der Abwehr desselben zu unterstützen. Anders ausgedrückt, aktiviert Sport die Selbstheilungskräfte des Körpers. Das Immunsystem kann stimuliert werden und spezifisch oder unspezifisch die Abwehr gegen die Krebszellen unterstützen. In Diskussion sind auch die positiven Auswirkungen zur Optimierung des Körpergewichts, zu Hormonspiegelveränderungen, zur Senkung von insulinabhängigen Wachstumsfaktoren und Zytokinen, die Krebszellen stimulieren können. Auch eine entzündungshemmende Wirkung von Sport sowie sogenannte epigenetische Effekte scheinen von Vorteil zu sein.

Sportarten und OnkoWalking

OnkoWalking ist die alltagsnaheste Sportart. Mit OnkoWalking trainiert man die für den Alltag wichtigsten Muskeln sowie die Ausdauer am besten, am einfachsten und obendrein auch noch sehr schonend. OnkoWalking übt ge-

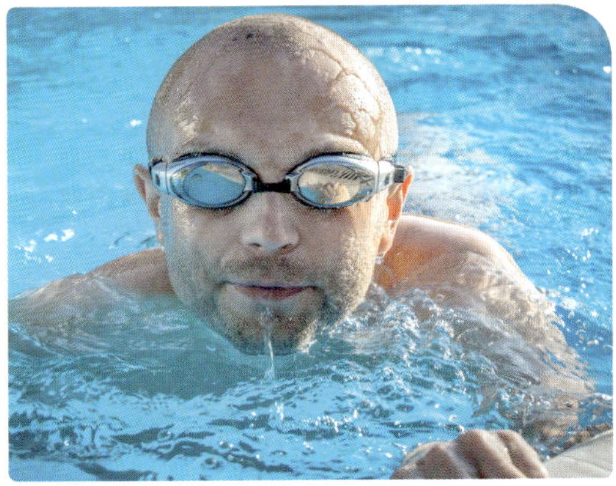

nau das, was man im Alltag am meisten braucht, nämlich aufzustehen und dann von A nach B zu kommen.

Beim Schwimmen und auch Fahrradfahren werden vorzugsweise andere Muskelgruppen trainiert, wobei der Ausdaueraspekt in jedem Fall nützlich ist. Es gibt auch eine Reihe von Berichten zu den positiven Auswirkungen von Kraftsport, die praktisch gleichwertige Ergebnisse erbracht haben. Welche Sportart für ein regelmäßiges Training gewählt wird, sollte unbedingt auch die Vorlieben eines Patienten/einer Patientin berücksichtigen. Wahrscheinlich ist die Kombination aus regelmäßigem Ausdauertraining mindestens zwei- bis dreimal pro Woche für mindestens 20 bis 30 Minuten sowie etwas Kraftsport und/oder Gymnastik zwischendurch an den anderen Tagen eine ausgewogene, abwechslungsreiche und sehr sinnvolle Kombination für ein tägliches Sportprogramm, sei es auch noch so klein und kurz. Aber ohne ein wenig Eigeninitiative und etwas Schwitzen geht es halt nicht.

Nicht vergessen sollte man ein kurzes „Warming up" mit Durchbewegen von einzelnen Gelenken und Muskelgruppen. Natürlich dürfen auch gerne ein paar wenig verletzungsanfällige Spiele (z.B. Ballspiele etc.) ins Training eingebaut werden, da hierdurch der Spaßfaktor noch einmal steigt. Am Ende darf ein „Cool Down" folgen, bei dem man bei Lockerung und etwas Stretching mit Achtsamkeit in seinen Körper und Geist hineinhören darf.

OnkoWalking wurde Anfang der 2000er Jahre als optimale und sehr einfach durchzuführende Sportart für jeden Krebspatienten/jede Krebspatientin von Klaus Bös, damals Leiter der Sportuniversität Karlsruhe, Armin Walz, Trainer für Leistungssport und Business Manager bei verschiedenen Pharmafirmen, und Thomas Kubin, Chefarzt für Hämatologie und Onkologie im Onkologischen Zentrum des Klinikums Traunstein, entwickelt.

Warum ist Walking eine ideale Sportart – insbesondere auch für Krebskranke?

Walking

- ist ideales aerobes Ausdauertraining,
- ist sportliches Spazierengehen = Alltagstraining,
- trainiert 65–85 % aller Muskeln,
- ist risikoarm mit minimaler Verletzungsgefahr,
- belastet Knochen und Gelenke kaum,
- ist ein problemloser Einstieg für Untrainierte und Kranke und ist daher z.B. auch bei und direkt nach Krebstherapie möglich,
- hat eine geringe allgemeine Überlastungsgefahr,
- ist gut für jedes Alter,
- ist gut als Gruppentraining geeignet,
- ist einfach zu erlernen,
- ist einfach und ganzjährig durchführbar,
- bedeutet Bewegung in freier Natur,
- ist kostengünstig.

Wissenschaftlich geleitete Umfragen unter Teilnehmern/Teilnehmerinnen von OnkoWalking-Gruppen ergaben ein überwiegend positives Echo der Patienten/Patientinnen:

„Ich kann wieder schlafen.“
„Ich habe wieder Appetit.“
„Ich freue mich auf Mittwoch mit der Walkinggruppe, obwohl dies mein Chemotherapietag ist.“
„Ich habe einfach wieder mehr Schwung und Spaß im Leben.“

Das schönste Lob war die Aussage von vielen Patienten/Patientinnen, dass sie auf jeden Fall weiter walken wollten, nachdem der „innere Schweinehund“ nach wenigen Sitzungen mal überwunden worden war. Die Schwelle, wirklich mit einem regelmäßigen Trainingsprogramm anzufangen, ist bei vielen Menschen relativ hoch. Nach Beginn kommt aber meist eine zunehmende Motivation in Gang und Spaß und Freude nicht nur an der Bewegung an sich, sondern auch an den spürbaren Fortschritten. Das Gefühl, selbst etwas für sich tun zu können, hilft zusätzlich bei der Bewältigung der Einschnitte durch die Krebserkrankung.

Die meisten Ärzte/Ärztinnen sind sich mittlerweile längst einig, dass Sport und Bewegungstraining zu einem selbstverständlichen Bestandteil der Therapie und Nachsorge von Krebspatienten/-patientinnen werden soll.

Subjektive und objektive Wirkungen von OnkoWalking

OnkoWalking

- ist gesund und verbessert die Fitness,
- steigert die Lebensqualität,
- verbessert Körpergefühl, Selbstwertgefühl und Selbstzufriedenheit,
- verlängert das Überleben mit Krebs,
- reduziert die chronische Müdigkeit (Fatigue),
- bietet Stressabbau, Ablenkung vom eigentlichen „Problem“, wirkt antidepressiv,
- ist kommunikativ, wenn man zu zweit oder in einer Gruppe unterwegs ist,
- macht einfach Spaß.

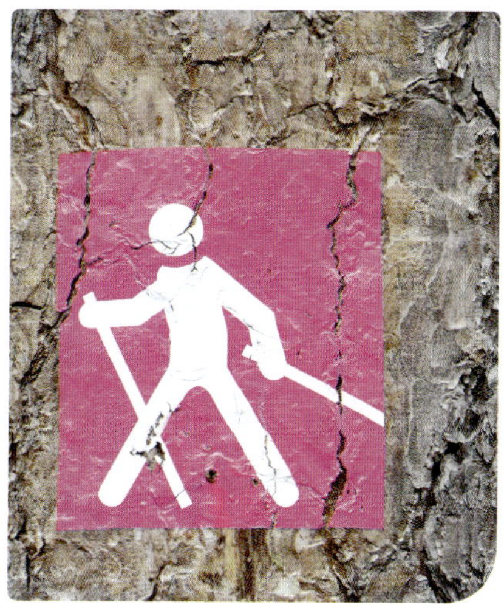

Merke:

- Sport kann Krebs verhindern helfen.
- Auch nach Tumordiagnose ist Sport sinnvoll!
- Sport dient der Verminderung von krebs- und therapie-assoziierten Beschwerden.
- Sport steht für eine höhere Lebensqualität.
- Sport führt zur Verlängerung des Lebens.
- Es ist nie zu spät, mit dem Bewegungstraining anzufangen!
- Es gibt keinen Konsens über den „besten Typ von körperlicher Aktivität" – aber OnkoWalking ist die Sportart, die für den Alltag am besten trainiert und am einfachsten und sehr schonend durchführbar ist.
- Lifestyleänderungen sollten auch eine Gewichts-normalisierung zum Ziel haben.

SOLIDE UND HÄMATOLOGISCHE TUMOREN – NUR DAS IMMUNSYSTEM KENNT DEN UNTERSCHIED

Solide Tumoren haben ihren Ursprung in den verschiedenen Organsystemen, können sowohl gutartig (ohne Metastasen) als auch bösartig (mit Metastasen) verlaufen. Solide Tumoren machen ca. 93 % aller Tumorerkrankungen aus, primäres Ziel in der Therapie ist die operative Entfernung.

Hämatologische Tumoren dagegen haben ihren Ursprung im blutbildenden System. Hämatologische Tumoren machen etwa 7 % aller Tumorerkrankungen aus, am häufigsten sind dies die Leukämien (lymphatische und myeloische Formen) und die Lymphome (Hodgkin- und Non-Hodgkin-Formen). Primäres Ziel in der Therapie von hämatologischen Tumoren ist die Chemotherapie. Gerade bei jüngeren Betroffenen werden mit einer Chemotherapie Heilungsraten von über 90 % erreicht.

Aus Sicht der integrativen Onkologie ist es wichtig, die unterschiedliche zugrundeliegende Immunaktivität bei soliden und hämatologischen Tumoren zu beachten und die Therapie entsprechend anzupassen.

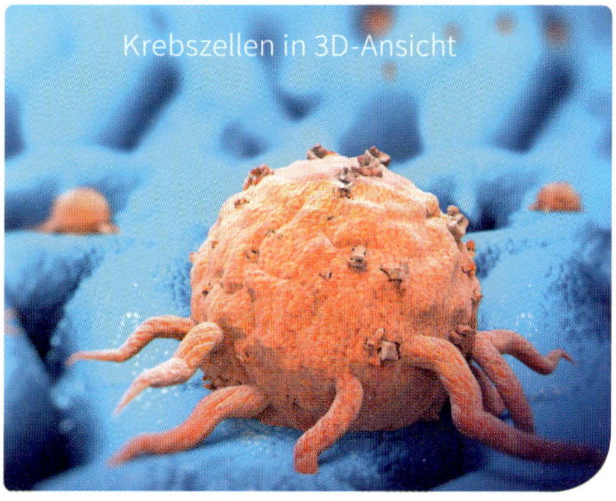

Krebszellen in 3D-Ansicht

Bei soliden Tumoren ist die Immunlage eher geschwächt, so dass erfahrungsgemäß auch immunstimulierende Verfahren (z.B. Mistel- oder Vitamin-C-Infusionstherapie) erfolgreich eingesetzt werden können.

Bei hämatologischen Tumoren sind das blutbildende System oder Immunzellen direkt betroffen. Hier sollten erfahrungsgemäß eher immunmodulierende Verfahren (z.B. Enzymtherapie, Mikrobiologische Therapie) eingesetzt und rein immunstimulierende Verfahren (s.o.) vermieden werden.

Siehe hierzu auch unsere Therapievorschläge 1 bis 5 ab Seite 153.

Ihr Tumor – Ihre Möglichkeiten

Die optimale onkologische Therapie ist für uns Autoren, auch wenn wir uns im Buch wiederholen, die Kombination aus so viel Schulmedizin wie nötig und so viel Komplementärmedizin wie möglich.

Bei den nun im einzelnen beschriebenen Tumorarten beziehen wir uns im Bereich Schulmedizin auf das Standardwerk RKI: Bericht zum Krebsgeschehen in Deutschland 2016, das Sie kostenfrei im Internet erwerben können (siehe Link unten). Bitte lesen Sie erst die Ihren Tumor betreffenden Seiten aus diesem Buch (wir geben im Folgenden immer die entsprechende Seitenzahl an) und danach unseren Experience-based-Faktor dazu.

Merke:
Bei Krebs erst Schulmedizin, dann Komplementärmedizin.

https://www.krebsdaten.de/DE/Content/Publikationen/Krebsgeschehen/Krebsgeschehen_node.html

Darmkrebs

Bitte lesen Sie hierzu den *Bericht zum Krebsgeschehen in Deutschland 2016* Seite 28–31 und darauf aufbauend unseren hier folgenden experience-based factor zum Thema.

Unserer Erfahrung nach leiden Patienten/Patientinnen an möglichen sozialen Folgen des Darmkrebses durch z.B. Geruchsentwicklung, Stuhlinkontinenz, möglicherweise Stoma häufig genauso stark wie an der Diagnose selbst.

Sozialer Rückzug bis hin zur Isolation ist oftmals die Folge.

Moderne Nachsorge mit geruchsabsorbierenden Inkontinenzprodukten, steriler und auslaufsicherer Stomaversorgung helfen den Patienten/Patientinnen sehr beim Weg zurück ins normale soziale Leben.

Zusätzlich halten wir zur Stabilisierung des Stuhlganges in Häufigkeit und Konsistenz die Durchführung einer Mikrobiologischen Therapie für besonders wichtig. Die Mikrobiota ist durch lokal durchgeführte OPs, Bestrahlung und Chemotherapien besonders geschädigt und sollte umfassend wiederaufgebaut werden.

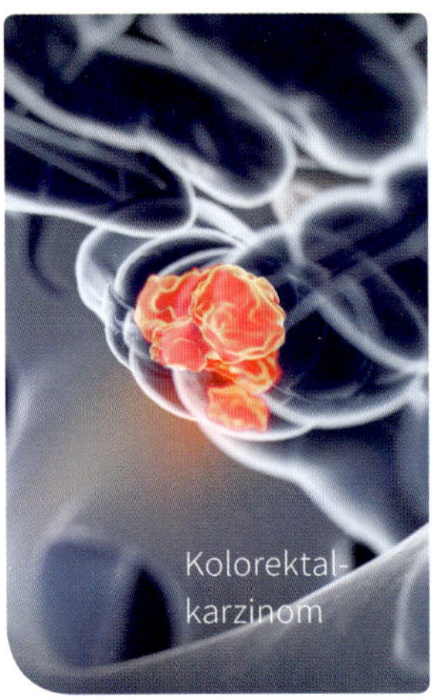

Tipp:
Beginnen Sie eine mindestens sechsmonatige Therapie mit Vorphase, Phase 1 und Phase 2 (siehe Seite 153 ff.). Bei sehr schweren Verläufen bietet sich bei der Hausärztin/beim Hausarzt eine Stuhluntersuchung, z.B. Fa. Biovis, Limburg, an.
Zudem halten wir eine 24-monatige Durchführung des Komplementärplans 4 für wertvoll (siehe Seite 156).

Lungenkrebs

Bitte lesen Sie hierzu den *Bericht zum Krebsgeschehen in Deutschland 2016* Seite 32–35 und darauf aufbauend unseren hier folgenden experience-based factor zum Thema.

Unserer Erfahrung nach leiden Lungenkrebspatienten/-patientinnen an den Folgen der Kurzatmigkeit, Luftnot, teilweise an quälendem Auswurf bis hin zur Angst vor dem Ersticken.

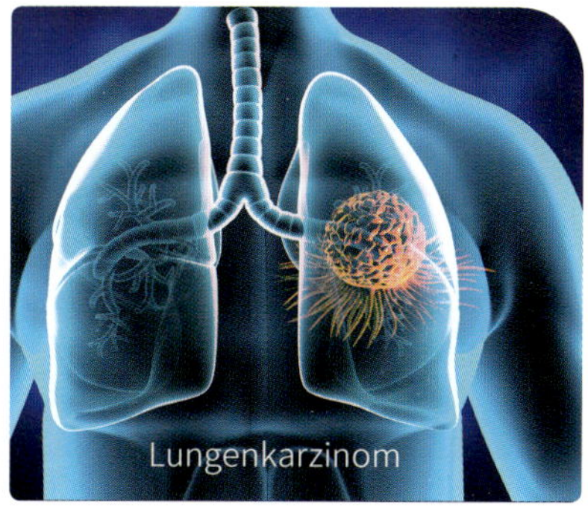

Bei kaum einer anderen Tumorart hat sich die Hinwendung zu einem konsequent gesunden Lebensstil mehr bewährt als beim Lungen-/Bronchialkrebs.

Bronchial-/Lungengewebe kann sich gemessen an anderen Organen relativ schnell erholen, sodass schon kleine Veränderungen im Lebensstil größere positive Effekte auf die Lebensqualität der Betroffenen haben können.

Das sofortige und konsequente Vermeiden sämtlicher schädlicher Noxen (insbesondere Feinstaub und Rauchen) sowie das regelmäßige Durchlüften des Lungengewebes (tägliche, an die Leistungsfähigkeit adaptierte Bewegung an der frischen Luft) haben unseren Patienten/Patientinnen schnell und gut geholfen.

Zusätzlich halten wir die Durchführung des komplementären Therapieplans Krebs 4 (siehe Seite 156) über mindestens zwei Jahre für empfehlenswert.

Tipp:
Ein hochnormaler Vitamin-D- und Vitamin-A-Spiegel erscheint beim Lungen-/Bronchialkrebs besonders empfehlenswert.

Brustkrebs

Bitte lesen Sie hierzu den *Bericht zum Krebsgeschehen in Deutschland 2016* Seite 36–39 und darauf aufbauend unseren hier folgenden experience-based factor zum Thema.

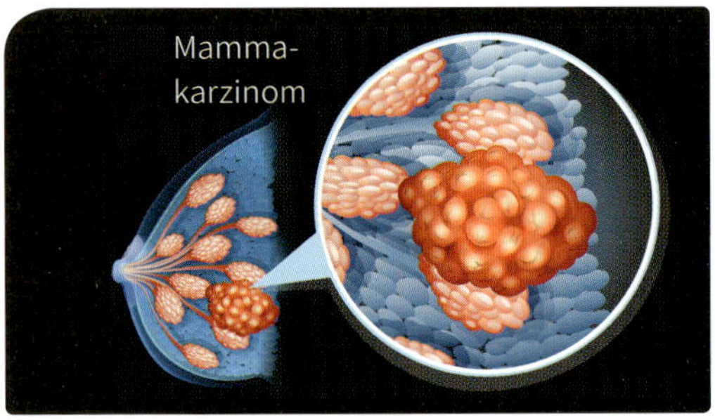

Es muss für Sie ein Schock sein! Diagnose Brustkrebs, alles und wirklich alles verändert sich.

Die Familie, die Arbeit, Krankschreibung für mehrere Monate, evtl. Verrentung, man kann sich dieses Gefühl kaum vorstellen.

Aber Sie sind wenigstens nicht allein! Jedes Jahr erhalten alleine in Deutschland ca. 50.000 Leidgenossinnen die gleiche Diagnose. Und gerade wegen der Häufigkeit ist das Mammakarzinom auch der am besten erforschte solide Tumor überhaupt. Sie haben daher allerbeste Chancen, den Tumor zu überleben. Und sie haben dann eine (fast) normale Lebenserwartung.

Allerdings gilt es jetzt, das „Tal der Tränen“ zu durchschreiten. OP, Chemo, Bestrahlung, Antikörper und evtl. Antihormone sind notwendig und werden Sie in den nächsten Monaten sehr belasten und Sie möglicherweise an Ihre körperlichen und psychischen Grenzen bringen. Aber in ein bis zwei Jahren sieht Ihre Welt wieder besser aus. Sie werden bewusster leben, neue Freunde/Freundinnen und, so sagen viele Betroffene danach, Lebensqualität und Lebensgefühl gewonnen haben.

Auch in der komplementären Medizin wurden in den letzten 70 Jahren viele Fortschritte gemacht. Besonders positive Erfahrungen wurden bei Brustkrebs mit einer Enzymtherapie (Trypsin, Chymotrypsin, Bromelain und Papain), kombiniert mit Selen und Vitamin D, gesammelt.

Tipp:
Bitte nutzen Sie über mindestens 24 Monate Immunplan 3 (siehe Seite 155)!
Eine positive Einstellung und ein konsequent starkes Immunsystem werden Ihnen dabei helfen, diese Krise zu überstehen! Sie werden es erleben!
Beim Brustkrebs sind Spätrezidive auch nach 10, 20 oder mehr Jahren relativ häufig. Eine Hinwendung zum gesunden Lebensstil und konsequenten Immunaufbau bis zum Lebensende reduziert dieses Risiko erheblich.

Prostatakrebs

Bitte lesen Sie hierzu den *Bericht zum Krebsgeschehen in Deutschland 2016* Seite 40–43 und darauf aufbauend unseren hier folgenden experience-based factor zum Thema.

Ein Prostatatumor ist für viele Männer nicht nur ein Krebs, sondern auch eine gefühlte Bedrohung ihrer Männlichkeit. Die Angst vor dem Verlust der Sexualfunktion und die damit verbundene Sorge um die Partnerschaft bis hin zur Angst vor Immobilisation durch Wirbelkörpermetastasen stehen im Vordergrund.

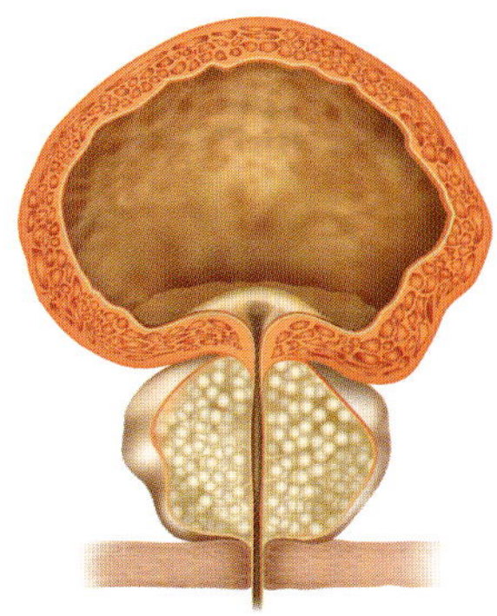

Vergrößerte Prostata

Doch gerade beim Prostatakrebs hat sich die Schulmedizin, gemessen an anderen Krebsarten, überproportional verbessert. Potenzerhaltende OP-Techniken, modernste Bestrahlungen und effektive Antihormone ließen in den letzten Jahren Lebenszeit und Lebensqualität der Betroffenen nach oben schnellen.

Naturheilkundlich betrachtet scheint sich gerade in den Anfangsstadien die Durchführung einer Hyperthermie bei diesem in einer Kapsel befindlichen Tumor zu bewähren.

Erfahrungsgemäß hat sich bei fortgeschrittenen Stadien eine hochdosierte Therapie mit Enzymen, Trypsin, Chymotrypsin und Papain sowie Selen (z.B. Innovazym CA) zur Add-on-Metastasenprophylaxe als wertvoll erwiesen.

Auch wenn für Sie, lieber Betroffener, der Prostatakrebs ein Schock ist, gibt es doch eine sehr gute Chance, diesen bei hoher Lebensqualität lange Zeit zu überleben.

Tipp:
Bitte nutzen Sie mindestens 24 Monate Immunplan 4 (siehe Seite 156)!
Bei Bestrahlungen achten Sie bitte auf einen erweiterten Hautschutz durch hochdosiertes Vitamin A, z.B. Innovamulsin A 8 Tropfen täglich über mindestens drei Monate.

Bösartige Neubildungen der blutbildenden und lymphatischen Organe

Bitte lesen Sie hierzu den *Bericht zum Krebsgeschehen in Deutschland 2016* Seite 44–48 und darauf aufbauend unseren hier folgenden experience-based factor zum Thema.

Wie bei allen hämatologischen Tumoren (siehe Seite 123 f.) ist der Einsatz einer zytoreduktiven Therapie äußerst effektiv. Heilungsraten von über 90 %

belegen hier besonders die Alternativlosigkeit der Schulmedizin. Dies zeigen auch die deutlich rückläufigen Sterberaten bei diesen Erkrankungen in den letzten 20 Jahren.

Zusätzliche Maßnahmen, die immunstimulierend sein könnten (z.B. Vitamin-C-Infusionstherapie), sind möglicherweise bei diesen Erkrankungen nicht angebracht.

Deswegen sind wir unschlüssig, Ihnen pauschal einen Immunaufbau zu empfehlen, um Sie nicht in ein mögliches Risiko zu bringen.

Als besten Weg erachten wir die konsequente Hinwendung zu einem gesunden Lebensstil.

Erfahrungsgemäß erhöhen immunmodulierende Maßnahmen, wie die Zufuhr von Vitamin D_3 und Enzymen, und das Durchführen einer Mikrobiologischen Therapie ca. sechs Monate nach erfolgreichem Abschluss der allopathischen Therapie die Lebensqualität der Patienten/Patientinnen. Dies sollte individuell mit einer/m erfahrenen Therapeutin/Therapeuten besprochen und durchgeführt werden.

Merke:
Immunmodulation in diesem Fall ja,
Immunstimulation eher nein!

In den nächsten zehn Jahren erwarten wir eine deutlich verbesserte Datenlage, um Ihnen dann genauere Empfehlungen geben zu können.

Tipp:
Wir empfehlen derzeit nur Plan 1 (siehe Seite 153).

Bösartige Tumoren der Harnblase, inklusive nicht invasiver Karzinome

Bitte lesen Sie hierzu den *Bericht zum Krebsgeschehen in Deutschland 2016* Seite 49–52 und darauf aufbauend unseren hier folgenden experience-based factor zum Thema.

Erfreulich bei bösartigen Tumoren der Harnblase ist die deutlich rückläufige Sterblichkeit. Zehn-Jahres-Überlebenschancen von 70 % sprechen für sich.

Tipp:
Bitte nutzen Sie mindestens 24 Monate Immunplan 4 (siehe Seite 156)!
Da Vitamin A als Reinsubstanz die Zelldifferenzierung von Plattenepithelzellen (im Urothel vorwiegend vorhanden) fördern, empfehlen wir ausdrücklich bei bösartigen Tumoren der Harnblase eine tägliche Zufuhr von mindestens 7000–8000 I.E. Vitamin A (z.B. Innovamulsin A).

Ausblick: Eine Instillation mit Enterococcus faecialis (z.B Symbioflor1) während der Uroskopie wird in einigen urologischen Zentren mit ersten Erfolgen zur Stabilisierung der lokalen Mikrobiota durchgeführt.

Malignes Melanom der Haut und nicht melanotischer Hautkrebs

Bitte lesen Sie hierzu den *Bericht zum Krebsgeschehen in Deutschland 2016* Seite 53–56 und darauf aufbauend unseren hier folgenden experience-based factor zum Thema.

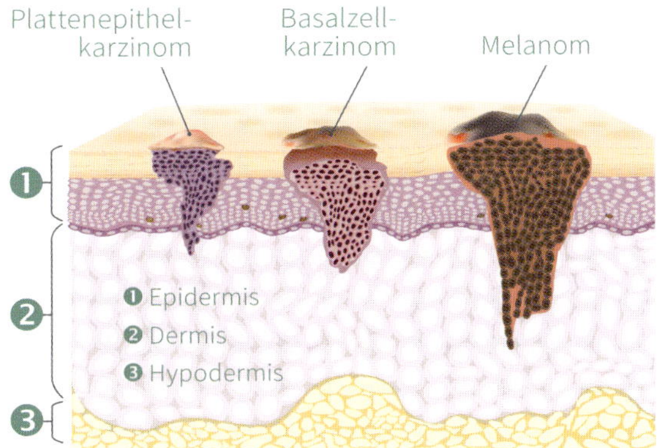

Die unterschiedlichen Tumorarten bei Hautkrebs

Dank immer besserer Früherkennung wird derzeit bei Hauttumoren eine Zehn-Jahres-Überlebensrate von 90 % erreicht.

Das Bewusstsein des dringend nötigen Hautschutzes bei gestiegenen Outdoor-Freizeitaktivitäten ist in der Bevölkerung in den letzten Jahren deutlich gestiegen.

Durch die notwendigen hohen Lichtschutzfaktoren in den Sonnenpflegeprodukten ist die UV-Wirkung auf der Haut teils deutlich reduziert. Gut für die Haut – schlecht für den Vitamin-D-Spiegel im Körper.

> **Merke:**
> **Lichtschutzfaktor auf der Haut, Vitamin-D-Substitution für den Körper!**

Es ist vielen gar nicht bekannt, dass sich die Wirkung eines Sonnenschutzmittels aus der Kombination von physikalischen und chemischen Lichtschutzfaktoren zusammensetzt. Sie beruht damit zum Teil auf einer antioxidativen Wirkung. Daher sollte das verwendete Sonnenschutzmittel „frisch" sein und nicht aus der letzten Saison. „Alter" Sonnenschutz wird durch Licht und Luft in seiner Wirkung reduziert und damit entspricht der angegebene Lichtschutzfaktor der Verpackung nicht mehr dem aktuellen. Man verlässt sich sozusagen auf eine Wirkung, die nicht mehr vorhanden ist, und läuft so Gefahr, die Haut sogar übermäßig zu belasten. Möglicherweise bilden die oxidierten chemischen Lichtschutzfaktoren freie Radikale, die dann den Hautkrebs sogar noch fördern können.

Tipp:
Bitte nutzen Sie mindestens 24 Monate Immunplan 3 (siehe Seite 155)!
Erfahrungsgemäß fördert eine Zufuhr der Reinsubstanz Vitamin A nach einer OP oder Bestrahlung die Regeneration der Haut, z.B. Innovamulsin A 4-8 Tropfen täglich.

Krebserkrankungen der Lippe, der Mundhöhle, des Rachens und der oberen Atemwege – Kopf-Hals-Tumoren

Bitte lesen Sie hierzu den *Bericht zum Krebsgeschehen in Deutschland 2016* Seite 57–60 und darauf aufbauend unseren hier folgenden experience-based factor zum Thema.

Hier handelt es sich sicherlich um schwerere (im Bezug auf die Überlebensraten) und die tägliche Lebensqualität stark beeinflussende Tumoren. Essen, Trinken und das damit verbundene Schlucken werden für viele Betroffene zur täglichen Qual. Sie verhungern sozusagen „vor vollen Töpfen".

Deswegen ist die konsequente Zufuhr ausreichender Kalorienmengen und das Halten des Gewichtes essentiell. Auch eine zeitweise invasive Kalorienzufuhr über eine Magensonde oder den meist schon gelegten Port sollte überlegt werden.

Da es sich bei einigen Geweben im Hals-Rachen-Bereich um Plattenepithel handelt, empfiehlt sich eine höhere Gabe von Vitamin-A-Reinsubstanz (z.B. Innova Mulsin A 6–8 Tropfen täglich).

Tipp:
Erfahrungsgemäß hat sich die Durchführung eines Plans 3 bewährt (siehe Seite 155).

Wir wissen von Betroffenen, dass häufig der von uns empfohlene Plan nur teilweise durchgeführt werden kann, weil die Tabletten im wahrsten Sinne des Wortes „im Halse stecken bleiben". Hier sollten Sie Hilfe bei einer/m erfahrenen Therapeutin/Therapeuten suchen, die/der Ihnen einen individuellen Immunaufbauplan zusammenstellt nach dem Motto:

„So wenige Tabletten wie nötig und so viel Trinkbares wie möglich!"

Trotz der Schwere der Erkrankung wissen wir, dass sich bei vielen Betroffenen im Laufe der Heilung das Ernährungs- und Schluckverhalten deutlich verbessern kann.

Krebserkrankungen der Bauchspeicheldrüse

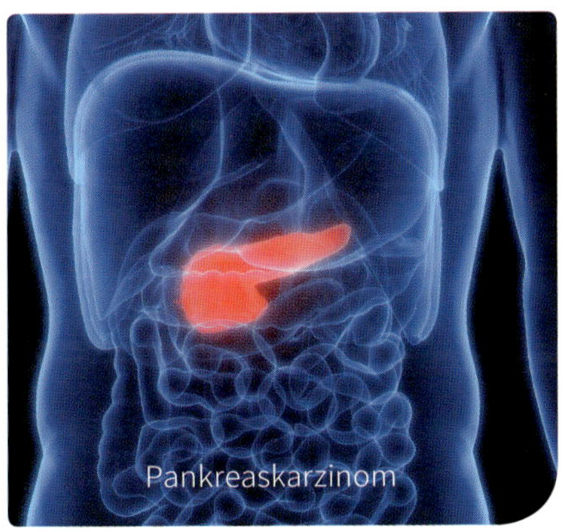
Pankreaskarzinom

Bitte lesen Sie hierzu den *Bericht zum Krebsgeschehen in Deutschland 2016* Seite 61–63 und darauf aufbauend unseren hier folgenden experience-based factor zum Thema.

Ein wirklich schwerer Schicksalsschlag! Und wie Sie im RKI-Bericht lesen konnten, handelt es sich um eine Krebserkrankung mit sehr schlechter Prognose. Trotz intensiver Forschung und deutlich verbesserten Chemotherapien, wie dem Gemcitabin, gilt das Pankreaskarzinom als einer der am schwierigsten erfolgreich zu behandelnden Tumoren überhaupt.

Doch das sind nur die offiziellen Zahlen und Statistiken! Wir kennen und behandeln einige Pankreaskarzinompatienten/-patientinnen mit ursprünglich sehr schlechter Prognose schon seit über neun Jahren!

Warum dies so ist? Wir können es nicht mit Sicherheit sagen, aber zwei Dinge spielen unserer Erfahrung nach eine sehr wichtige Rolle:

- Die Betroffenen haben sich selbst nicht aufgegeben! Sie wollen leben und sind psychisch stabil geblieben.
- Das Pankreaskarzinom ist ein stark TGF-β produzierender Tumor. Starker Gewichtsverlust, Müdigkeit, Schlappheit und Immunsuppression sind die Folge. Hier kommen die den Zytokinspiegel regulierenden proteolytischen Enzyme besonders effektiv zum Einsatz. Deshalb schätzen wir den Beitrag einer Enzymtherapie beim Pankreaskarzinom mit der verbundenen TGF-β-Reduktion als besonders hoch ein.

Tipp:
Eine hohe tägliche Dosis proteolytischer Enzyme (z.B. 2 × 4 Tabletten Innovazym CA) reduziert TGF-β und seine immunosuppressiven Folgen! Dies ist erfahrungsgemäß besonders beim Pankreaskarzinom sehr wertvoll.

Zusammenfassend dürfen wir Ihnen mitteilen: „Unabhängig von allen Prognosen und Statistiken, warum sollen Sie nicht die/der Nächste sein, der viele Jahre einen Pankreaskarzinom mit hoher Lebensqualität überlebt?“

Wir haben persönlich einige solcher „Wunder“ erlebt und glauben fest daran, dass Sie die/der Nächste sein können!

Magenkrebs

Bitte lesen Sie hierzu den *Bericht zum Krebsgeschehen in Deutschland 2016* Seite 64–67 und darauf aufbauend unseren hier folgenden experience-based factor zum Thema.

Wie Sie gerade gelesen haben, hat der Magenkrebs eine relativ geringe Fünf-Jahres-Überlebensrate. Auffallend ist eine relativ häufige hämatogene Streuung, z.B. bei Frauen in die Ovarien (Krukenberg-Tumor).

Deswegen erachten wir eine möglichst frühzeitige unterstützende Enzymtherapie (Zytokinreduktion der Metastasen) für sehr wichtig.

Für den Immunaufbau empfehlen wir für mindestens 24 Monate eine Durchführung des Plans 3 (siehe Seite 155).

Tipps:

- Wie bei Tumoren des Kopf-Hals-Bereichs besteht beim Magenkarzinom die Gefahr einer zu geringen Kalorienzufuhr mit nachfolgender, das Immunsystem schwächender Kachexie. Eine frühzeitige parenterale Ernährung, z.B. über den Port, sollte immer in Erwägung gezogen werden.
- Oftmals berichteten uns Betroffene, dass sie eine Zufuhr höherer Dosen von Mikronährstoffen, insbesondere von Vitamin C, nicht gut vertrugen. Übelkeit und Erbrechen kamen vor. Deshalb empfehlen wir beim Magenkrebs ausdrücklich eine Verteilung der Dosierung über fünf bis sieben Einzelgaben am Tag und möglichst eine Applikation, vor allem von Vitamin C, in retardierter Form. Dadurch werden die Wirkstoffe eher im Dünndarm freigesetzt und der Magen wird entlastet.

- Nach einer Gastektomie (Entfernung des Magens) können Betroffene eine Enzymtherapie auch außerhalb der sonst notwendigen magensaftresistenten Arzneiformen durchführen. In diesem speziellen Fall könnten die Zubereitungen auch gemörsert und in Wasser gelöst getrunken werden (Cave: sehr bitterer Geschmack).

Leberkrebs

Bitte lesen Sie hierzu den *Bericht zum Krebsgeschehen in Deutschland 2016* Seite 68–71 und darauf aufbauend unseren hier folgenden experience-based factor zum Thema.

Um einen Leberkrebs möglichst lange zu überleben, sollte die Leber der Betroffenen auf der einen Seite mehr entlastet und auf der anderen Seite weniger belastet werden.

Stellen Sie sich die Leber neben der Niere als Müllabfuhr des Körpers vor. Bei einer geschädigten Leber ist es sehr wichtig, die Belastung zu reduzieren. Dies geschieht am besten durch sofortige Alkoholreduktion auf null und eine Hinwendung zum gesunden Lebensstil.

Außerdem sollte unbedingt ein Leaky Gut mit nachfolgender Endotoxinbelastung vermieden werden. Hierzu empfehlen wir pauschal eine Mikrobiologische Therapie mit Phase 1 und Phase 2 für mindestens fünf Monate (siehe Seite 80 ff.). Dieses Schema sollte die ersten fünf Jahre nach Diagnose einmal jährlich durchgeführt werden.

Zur Leberentlastung zeigen sich erfahrungsgemäß zwei Wege als effektiv:

1.) Umleitung der Ausleitung von Stoffwechselprodukten über die Niere. Deswegen halten wir viel trinken (mindestens 2,5 Liter täglich Heilwasser, Mineralwasser, grüner oder schwarzer Tee) für sehr empfehlenswert.

2.) Aus der Phytotherapie hat sich die Zufuhr von Mariendistelfrüchten als leberregenerationsfördernd und antihepatotoxisch erwiesen. Dabei sollte darauf geachtet werden, dass es sich bei der Wahl des Produkts um ein eingestelltes Extrakt mit 200–400 mg Silymarin berechnet als Silibinin (z.B. Silymarin stada forte oder Silimarit) handelt.

Tipp:
Zusätzlich zu den oben beschriebenen Maßnahmen wenden Sie bitte den Immunplan 3 über mindestens 24 Monate an (siehe Seite 155).

Gebärmutterhalskrebs

Bitte lesen Sie hierzu den *Bericht zum Krebsgeschehen in Deutschland 2016* Seite 72–75 und darauf aufbauend unseren hier folgenden experience-based factor zum Thema.

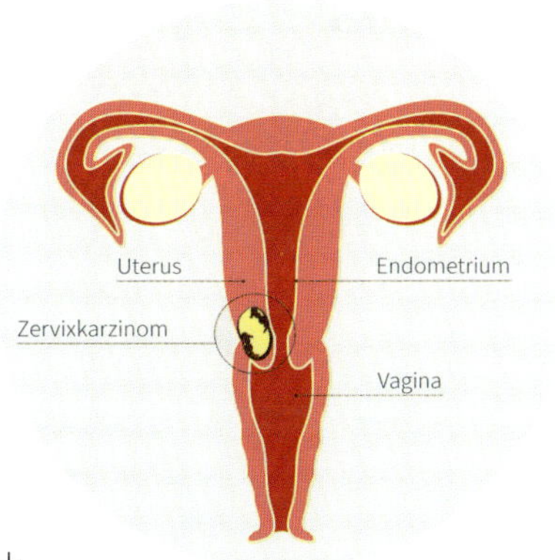

Erfreulicherweise sind die Zahlen der Neuerkrankungen an Gebärmutterhalskrebs deutlich rückläufig. Hierzu tragen sicherlich gute Vorsorgemaßnahmen bei Gynäkologen/Gynäkologinnen (PAP-Abstrich) und das gestiegene Gefahrenbewusstsein in der Bevölkerung bei.

Schon jetzt liegt die Zehn-Jahres-Überlebenschance bei 70 %. Eine Prognose, von der wir vor 50 Jahren nur träumen konnten. Unserer Meinung nach wird sich dieser positive Trend durch die Einführung der Anti-HPV-Impfung deutlich fortsetzen. Für diese Forschungsarbeiten hat Professor Zur Hausen im Jahr 2008 den Nobelpreis erhalten. Eine Sternstunde der Medizin.

Tipp:
Bitte führen sie Plan 3 über mindestens 24 Monate durch (siehe Seite 155).

Weitere Möglichkeiten:

1.) Eine Hochdosis-Vitamin-A-Therapie bei PAP-Status 2 oder höher kann erfahrungsgemäß zu einer Rückdifferenzierung des Plattenepithels führen. Wegen möglicher Interaktionen mit Schwangerschaft und Kollapsgefahr in Kombination mit Alkoholkonsum muss diese Therapie von einer/m erfahrenen Therapeutin/Therapeuten begleitet werden.
2.) Es gibt Hinweise darauf, dass die Optimierung der vaginalen Mikrobiota stabilisierend auf die umliegenden Gewebe wirkt und mögliche Fehlbesiedelungen verhindern kann. Deswegen empfehlen wir Betroffenen, unbedingt einen Vaginalstatus mit nachfolgender Therapie durchzuführen.

Wenn Sie, liebe Leserinnen und Leser, jetzt alle zuvor beschriebenen Indikationen betrachten, dann könnte bei Ihnen folgender Eindruck entstehen: „Na ja, sieht so aus, als gelte fast immer dieselbe Empfehlung. Langweilig." Oder: „So schwierig ist das ja nicht, einfach alles, was die komplementärmedizinischen Instrumentarien zu bieten haben, in die Patienten/Patientinnen reinzuschütten."

Aber Vorsicht: Auch wenn die Empfehlungen ähnlich aussehen, so ist doch jede Indikation einzeln zu betrachten und zu beurteilen.

Und ja: Häufig ähneln sich Empfehlungen bei den einzelnen Krebsarten. Das liegt aber nicht daran, dass uns Autoren nichts anderes Spannendes einfällt, sondern einfach an den biologischen Gesetzmäßigkeiten des menschlichen Stoffwechsels, des Immunsystems und an unseren Regulationsmechanismen.

Ähnliches wird nun mal durch Ähnliches behandelt.

Wenn man dann in veränderte Regulationen korrigierend eingreifen möchte, dann sind häufig die gleichen Instrumentarien in der Anwendung, auch wenn die Ausgangssituation ganz verschieden war.

So funktioniert unsere Biologie nun mal!

Psychoonkologie und Epigenetik

Psychonokologie

Noch vor 25 Jahren ist der neuro-immuno-psychoonkologische Zusammenhang abgestritten worden (z.B. Brustkrebs galt als Problem des Organs Brust). Studien haben aber inzwischen deutlich belegt, dass psychoonkologische Begleitverfahren bei den Betroffenen sowohl die Lebensqualität als auch das Gesamt-Outcome nach fünf Jahren deutlich verbessern. Heutzutage gibt es keine onkologische Institution oder Praxis ohne Angebot einer psychoonkologischen Begleitung.

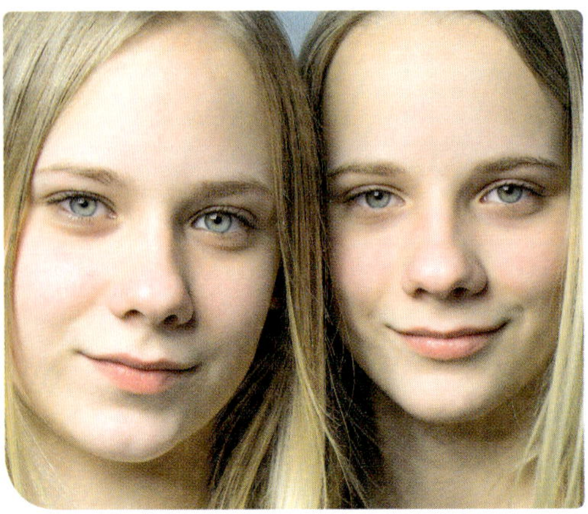

Epigenetik

Aus der Zwillingsforschung weiß man, dass es durch Umwelteinflüsse und Lebensstil im Laufe der Jahre, trotz genetischer Identität, zu unterschiedlichen Lebensmodellen und phänotypischen Ausprägungen kommen kann.

Positive Gedanken, Optimismus, intaktes soziales Umfeld und gesunder

Lebensstil haben möglicherweise Einfluss auf unsere genetische Aktivität (auch Onkogene?) und umgekehrt.

Erste Hinweise zeigen, dass Epigenetik auch in der Onkologie eine Rolle spielen könnte.

So gibt es sehr viele Breast-Cancer-Gene-1+2-Genträgerinnen, die trotz hohen genetischen Risikos bis ins hohe Alter nicht an Brustkrebs erkranken, wohingegen andere mit geringerem Risiko teilweise schwer erkrankten und verstarben.

Inwieweit das Modell „Gedanken werden Realität“ oder „wir sind, was wir denken“ oder „cogito ergo sum“ bei der Krebsentstehung eine Rolle spielt, wird sich in Zukunft zeigen.

Wir Autoren meinen aber schon jetzt, dass Optimismus, „bereit sein zu kämpfen“ und „leben wollen“ Grundlagen einer erfolgreichen integrativen Krebstherapie sind.

Merke:
Neuro-Endo-Psycho-Immunologie:
Die körpereigenen Systeme Hormone, Psyche, Immunsystem und Nerven korrespondieren untereinander.
Wie genau wissen wir noch nicht, dies ist derzeit Gegenstand intensiver Forschung.

Nie aufgeben, die Zukunft arbeitet für Sie!

Schulmedizin

Genetic engineering ist das Zauberwort, ja schon fast der heilige Gral der medizinischen und onkologischen Zukunft.

Schon jetzt sind Erfolge bei schwerkranken Krebspatientinnen und Krebspatienten (z.B. CML und Hautkrebs) zu beobachten, von denen wir Therapeuten bis vor zehn Jahren nur träumen konnten. Immer mehr Krebslokalisationen auf den Chromosomen des menschlichen Genoms werden entdeckt und entschlüsselt. Das ermöglicht die Entwicklung völlig neuer Wirkstoffe, und in 20 Jahren werden wir sowohl bei hämatologischen als auch soliden Tumorarten Heilungsraten erzielen, die zwischen 80 % und 100 % liegen werden. Es entwickelt sich sozusagen vor unseren Augen eine Onkologie 2.0, die in Bezug auf Lebensqualität und Lebenserwartung alles in den Schatten stellt, was mit Stahl, Strahl und Chemo einst begann.

Wir Autoren haben gemeinsam viele tausend Krebspatienten behandelt und beraten und emotional an vielen Einzelschicksalen teilgenommen. Teilweise waren die Verläufe in puncto Traurigkeit, Schmerz und Bedeutung für das Umfeld kaum zu ertragen.

Jeder nicht völlig abgestumpfte und sarkastisch gewordene Onkologe und natürlich auch die Onkologin wird Ihnen Ähnliches berichten. Wir Autoren sind froh, jung genug zu sein, um in den nächsten 20 Jahren den Durchbruch der Gentherapie hoffentlich miterleben zu dürfen und einen kleinen Beitrag dazu zu leisten, dass weltweit zehntausende von Menschen eine Lebenschance und viele lebenswerte Jahre erhalten werden.

Völlig unverständlich ist es in diesem Zusammenhang, dass sich in Deutschland und Mitteleuropa dank innovationsfeindlicher, meist nur auf Nicht- bis Halbwissen basierenden Informationen nicht wenige Gruppierungen weitgehend aus der Gentechnologie, der Forschung und damit von den sich hier bietenden Therapiemöglichkeiten zurückgezogen haben. Hier haben wir eine der wichtigsten Zukunftsoptionen für diese Welt verpasst!

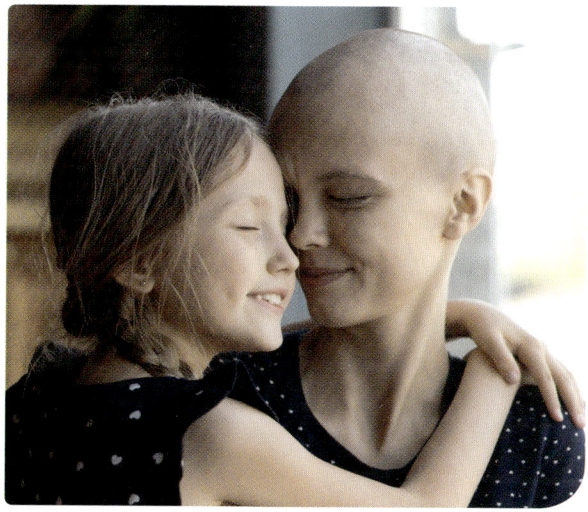

Merke:
Genetic engineering ist der Dreiklang aus dem Erkennen der krebsverursachenden Mutation, dem Vergleichen in speziellen Datenbanken und daraufhin dem Entwickeln spezifischer, eventuell individueller, gentherapeutischer Medikamente. Damit wird die Effektivität der Therapie deutlich erhöht und das Nebenwirkungsspektrum weiter reduziert werden können.

Komplementärmedizin

Nach unserer Einschätzung sind in den nächsten Jahren in der Komplementärmedizin keine grundlegenden Revolutionen wie das genetic engineering in der Schulmedizin zu erwarten.

Allerdings sollte man anerkennen, dass fast 90 % aller medizinischen Wirkstoffe dieser Welt aus Pflanzen hergestellt werden. Dabei gilt es zu beachten, dass nach Meinung von Botanikern bisher nur ein kleiner Teil der globalen Pflanzenwelt erforscht ist. So könnte allein in den Regenwäldern dieser Welt eine Vielzahl nützlicher Wirkstoffe verborgen sein.

Für die Zukunft der Komplementärmedizin ist jedenfalls die Überprüfung der Banerji- Protokolle durch das National Cancer Institute in den USA sehr bedeutsam. Bei Erfolg müsste die Rolle der Homöopathie in der Onkologie sicherlich neu definiert werden.

Wir Autoren sehen die Komplementärmedizin in der Onkologie keinesfalls als Alternative zur Schulmedizin, sondern ergänzend zur Schulmedizin. Ihre Methoden wirken präventiv, steigern die Lebensqualität und lindern erfahrungsgemäß die Nebenwirkungen der notwendigen Basistherapie.

Ein weiterer Ansatz der Komplementärmedizin sollte nicht unterschätzt werden. Sie gibt den Betroffenen die psychoonkologisch wichtige Möglichkeit, „selbst etwas zu tun". Das reduziert das oft vorhandene belastende Ohnmachtsgefühl, hilflos einer großen Maschinerie ausgeliefert zu sein.

Merke:
So viel Schulmedizin wie nötig und so viel Komplementärmedizin wie möglich sollte die lagerübergreifende Zukunft der Onkologie im Sinne des Patienten/der Patientin sein.

HILFE SUCHEN – HILFE BEKOMMEN

Bei den nachfolgend genannten Einrichtungen bekommen Sie jedenfalls hochwertige weitere Informationen und Hilfestellungen:

- Medizinische Enzymforschungsgesellschaft e.V.: www.enzymforschungsgesellschaft.de (Hier besteht die Möglichkeit, bei dringenden Fragen die Autoren persönlich zu erreichen.)
- Gesellschaft für biologische Krebsabwehr e.V.: www.biokrebs.de
- Deutsche Krebshilfe: www.krebshilfe.de
- Arbeitskreis Mikrobiologische Therapie e.V.: www.amt-herborn.de
- Gesellschaft für Phytotherapie e.V.: www.phytotherapie.de
- Bayerische Krebsgesellschaft e.V.: www.bayerische-krebsgesellschaft.de
- Österreichische Krebshilfe: www.krebshilfe.net
- Robert Koch-Institut: www.rki.de

Außerdem können wir Ihnen diese interessanten Firmenhomepages empfehlen:

- Innova vital GmbH: www.innova-vital.de
- Iscador AG: www.iscador.com
- Kyberg Vital GmbH: www.kyberg-vital.de

- Biogena GmbH & Co KG: www.biogena.com
- Deutsche Homöopathische Union DHU Arzneimittel GmbH & Co KG: www.dhu.de
- Biovis Diagnostik MVZ GmbH, Limburg an der Lahn: www.biovis.eu
- Bionorica SE: www.bionorica.de
- Wörwag Pharma GmbH & Co KG: www.woerwagpharma.de
- Hevert Arzneimittel GmbH & Co KG: www.hevert.com
- Weber & Weber GmbH & Co KG: www.weber-weber.de
- Aboca Deutschland GmbH: www.aboca.com
- Prodeco Pharma Deutschland GmbH: www.prodecopharma.com
- Dr. Willmar Schwabe GmbH & Co KG: www.schwabe.de
- Engelhard Arzneimittel GmbH & Co KG: www.engelhard.de
- Pascoe pharmazeutische Präparate GmbH: www.pascoe.de
- Laves Arzneimittel GmbH: www.laves-pharma.de
- Ardeypharm GmbH: www.ardeypharm.de
- SymbioPharm GmbH: www.symbiopharm.de

PRODUKTE – HIER HABEN WIR EIN GUTES GEFÜHL

Mikronährstoffe

MN

Fa. Kyberg	Aminoplus-Serie ORTHODOC-Serie
Fa. Wörwag	Zinkorot 25 Magnerot classic Milgamma Thiogamma
Fa. Innovavital	Innova Immun C Innova Immun Omega Innova Mulsin Vitamin A forte Innova Mulsin Vitamin E + Selen Innova Mulsin Vitamin D_3 Innova Mulsin Vitamin $D_3 + K_2$
Fa. Weber & Weber	Orthoexpert-Serie
Fa. Nicapur	Nicapur-Serie

Anthroposophie/Misteltherapie

Fa. Iscador	Iscador-Serie

Phytotherapie

P

Fa. Aboca	Fitonasal Lenodiar Leviaclis Neobianacid Neofitoroid
Fa. Prodeco	GSE Aerobiotic GSE Intimo GSE Oral Tabs GSE Eye Drops
Fa. Meda Pharm	Legalon Forte Madaus Legalon Protect Madaus Lektinol Madaus
Fa. Bionorica	Imupret Bronchipret Bronchipret Thymian Lutsch. Sinupret Silimarit Tonsipret

Fa. Dr. Schwabe	Hametum-Serie Carmenthin Dermaplant
Fa. Hevert	Curcumin Hevert Protect Digesto Hevert Calmvalera Hepar Hevert Hepatos Mariendistel Kava Hevert Entspannungstropfen
Fa. Engelhard	Isla Med Akut Isla Moos Tyrosur Care Expert Wundgel

Enzyme

E

Fa. Innovavital	Innovazym CA Innovazym Innovazym Plus Innovazym pur Innovazym local Innova Spray Immun Innovazym Dent
Fa. Biogena	Dolozym forte

Säure-Basen-Regulation

SB

Fa. Innovavital	Innova Balance
Fa. Dr. Welte	Rebasit Mineral
Fa. Pascoe	Basentabs pH-Balance
Fa. Protina	Basica Vital pur

Mikrobiologische Therapie

MT

Fa. Kyberg	ORTHODOC Mucosa
Fa. Laves	Colibiogen Lactobiogen Synerga
Fa. Ardeypharm	Mutaflor Suspension Paidoflor
Fa. Symbiopharm	Symbioflor-Serie

FÜNF THERAPIEVORSCHLÄGE

Vorschlag 1:

Immunaufbau für Patienten/Patientinnen, bei denen die reine Schulmedizin im Vordergrund stehen muss, z.B. bei hämatologischen Tumoren

LS Lebensstiländerung:

Hier kann im Prinzip nur eine Lebensstiländerung empfohlen werden (siehe Seite 46 ff.).

Erfahrungsgemäß erhöhen immunmodulierende Maßnahmen, wie die Zufuhr von Vitamin D_3 und Enzymen und das Durchführen einer Mikrobiologischen Therapie ca. sechs Monate nach erfolgreichem Abschluss der allopathischen Therapie, die Lebensqualität der Patienten/Patientinnen.

Dies sollte individuell mit einer/m erfahrenen Therapeutin/Therapeuten besprochen und durchgeführt werden.

Vorschlag:

MT Mikrobiologische Therapie:

Phase 1 + 2 (siehe Seite 80 ff.) für drei Monate einmal jährlich.

E **MN** Mikronährstoff- und Enzymgabe:

z.B. Innovazym CA 2 × 2 Tabletten täglich

und z.B. Innovamusin D_3 3 Tropfen täglich

Vorschlag 2:

Immunaufbau für Gesunde bzw. fünf Jahre nach der Tumorerkrankung

LS Lebensstil:

- Täglich 2–2,5 Liter trinken (Mineral-/Heilwasser), davon 2–3 Tassen grünen Tee
- Täglich (5 × eine Handvoll) ca. 800 g Rohkost, Obst, Beeren, Gemüse oder Salat
- Täglich 2 Handvoll hochwertige Nüsse (Walnüsse, Paranüsse, Cashewkerne)
- Täglich mindestens 7 Stunden Schlaf
- 2–3 × in der Woche Fisch oder Geflügel (Schweinefleisch bitte vermeiden)
- 3 × in der Woche 30 bis 40 Minuten Ausdauersport, z.B. Walking, Radfahren, Langlaufen, Schwimmen

MT Mikrobiologische Therapie:

Phase 1 + 2 (siehe Seite 80 ff.) für drei Monate einmal jährlich

E **MN** Mikronährstoff- und Enzymgabe:

z.B. Innovazym plus ½ bis 1 Tagesdosis

z.B. Innovamulsin D_3 + K_2 (blutspiegelkontrolliert) 2–4 Tropfen tägl.

SB Säure-Basen-Haushalt:

Bei Belastung z.B. 1 Beutel Innova Balance abends 20.00 Uhr

Vorschlag 3:

Komplementärer Therapieplan Krebs für solide Tumoren

LS Lebensstil:

- Täglich 2–2,5 Liter trinken (Mineral-/Heilwasser), davon 2–3 Tassen grünen Tee
- Täglich (5 × eine Handvoll) ca. 800 g Rohkost, Obst, Beeren, Gemüse oder Salat
- Täglich 2 Handvoll hochwertige Nüsse (Walnüsse, Paranüsse, Cashewkerne)
- Täglich mindestens 7 Stunden Schlaf
- 2–3 × in der Woche Fisch oder Geflügel (Schweinefleisch bitte vermeiden)
- 3 × in der Woche 30 bis 40 Minuten Ausdauersport, z.B. Walking, Radfahren, Langlaufen, Schwimmen

MT Mikrobiologische Therapie:

Phase 1 + 2 (siehe Seite 80 ff.) für mindestens drei Monate und danach einmal jährlich für mindestens drei Monate.

E Mikronährstoff- und Enzymgabe:

z.B. Innovazym CA 2 × 3 Tabletten täglich

MN Vitamine:

Vitamin D_3 + K_2 (z.B. InnovaMulsin D_3 + K_2 4 Tropfen tägl.) (blutspiegelkontrolliert)

Vitamin E (z.B. InnovaMulsin E 4 Tropfen tägl.)

Vitamin A (z.B. InnovaMulsin A 4 Tropfen tägl.)

Selen:

Selen (z.B. ORTHODOC Selen 1 Tablette täglich)

Zink:

Zink (z.B. ORTHODOC Zink 1 Tablette täglich)

P Phytotherapie/Anthroposophie:

Iscador-Serie

SB Säure-Basen-Haushalt:

z.B. Innova Balance 1 Beutel abends gegen 20.00 Uhr

Vorschlag 4:

Immunaufbau forte, z.B. bei Tumoren mit bekannten Spätrezidiven, z.B. Mammakarzinom oder für Menschen mit erhöhtem Risiko, z.B. bei genetischer Disposition

LS Lebensstil:

- Täglich 2–2,5 Liter trinken (Mineral-/Heilwasser), davon 2–3 Tassen grünen Tee
- Täglich (5 × eine Handvoll) ca. 800 g Rohkost, Obst, Beeren, Gemüse oder Salat

- Täglich 2 Handvoll hochwertige Nüsse (Walnüsse, Paranüsse, Cashewkerne)
- Täglich mindestens 7 Stunden Schlaf
- 2–3 × in der Woche Fisch oder Geflügel (Schweinefleisch bitte vermeiden)
- 3 × in der Woche 30 bis 40 Minuten Ausdauersport, z.B. Walking, Radfahren, Langlaufen, Schwimmen

MT

Mikrobiologische Therapie:

Phase 1 + 2 (siehe Seite 80 ff.) für mindestens sechs Monate und danach einmal jährlich für mindestens drei Monate.

E

MN

Mikronährstoff- und Enzymgabe:

Vitamin D_3 und K_2:

z.B. Innovazym CA 2 × täglich 4 Tabletten
z.B. Innovazym 1 × 4 Tabletten täglich
z.B. Innovamulsin $D_3 + K_2$ (blutspiegelkontrolliert) 4–6 Tropfen tägl.

Selen:

z.B. ORTHODOC Selen 1 × tägl.

Zink:

z.B. ORTHODOC Zink 1 × tägl.

Aminosäuren:

z.B. Aminoplus basic 2 × 2 Kapseln

zusätzlich 3–5 × tägl. 1 Tablette Innova immun C lutschen

SB

Säure-Basen-Haushalt:

z.B. Innova Balance 1 Beutel abends gegen 20.00 Uhr

Vorschlag 5:

Komplementärer Therapieplan forte für schwere, fortgeschrittene Tumorerkrankungen, z.B. Pankreaskarzinom

LS Lebensstil:

- Täglich 2–2,5 Liter trinken (Mineral-/Heilwasser), davon 2–3 Tassen grünen Tee
- Täglich (5 × eine Handvoll) ca. 800 g Rohkost, Obst, Beeren, Gemüse oder Salat
- Täglich 2 Handvoll hochwertige Nüsse (Walnüsse, Paranüsse, Cashewkerne)
- Täglich mindestens 7 Stunden Schlaf
- 2–3 × in der Woche Fisch oder Geflügel (Schweinefleisch bitte vermeiden)
- 3 × in der Woche 30 bis 40 Minuten Ausdauersport, z.B. Walking, Radfahren, Langlaufen, Schwimmen

MT Mikrobiologische Therapie:

Phase 1 + 2 (siehe Seite 80 ff.) für mindestens sechs Monate oder Stuhlanalytik in einem Speziallabor (z.B. Biovis) mit anschließend durchgeführtem mikrobiologischem Therapieplan. Zukünftig einmal jährlich für mindestens drei Monate Phase 1 + 2-Schema anwenden.

E MN

Mikronährstoff- und Enzymgabe:

Vitamin D_3 und K_2:

z.B. Innovazym CA 2 × täglich 4 Tabletten

z.B. Innovazym plus 7 Tabletten täglich und 7 Kapseln täglich

z.B. Innovamulsin D_3 + K_2 4–6 Tropfen tägl. (blutspiegelkontrolliert)

Selen:

z.B. ORTHODOC Selen 1 × tägl.

Zink:

z.B. ORTHODOC Zink 1 × tägl.

Aminosäuren:

z.B. Aminoplus Immun 1 Beutel täglich

P

Phytotherapie/Anthroposophie:

Iscador-Serie

SB

Säure-Basen-Haushalt:

z.B. Innova Balance 1 Beutel abends gegen 20.00 Uhr

NACHWORT

Evidence-based medicine versus experience-based medicine. Alles, was heute als evidence-based gilt, beruht auf den allerersten Meinungen, Erfahrungen und experience-based erhobenen Datensammlungen.

Diese Behauptung steht provokativ im Raum.

Was meinen wir damit?

Die Entwicklung von Ideen und deren Umsetzung beruht schon immer auf dem Prinzip von „trial and error" oder „trial and success".

Im Maschinenbau zum Beispiel wurde von jeher über die Funktion der „Maschine" die Weiterentwicklung vorangetrieben. Das, was gut funktioniert, wird besser gemacht, das, was nicht funktioniert, wird verworfen oder zur Funktion hin optimiert.

Über die Zeit entsteht so eine immer besser funktionierende Struktur.

Wie verhält sich das Ganze in der Medizin?

Alles, was heute als wissenschaftlich belegt gilt, ist vorher aus der Beobachtung heraus entwickelt worden. Erst danach wurden die Beobachtungen durch Studien wissenschaftlich belegt, standardisiert und festgeschrieben.

Nehmen wir ein aktuelles Beispiel: die Entwicklung der Coronaimpfstoffe.

Gleich vorweg: Sie ist eine immense Leistung der modernen Wissenschaft!

Innerhalb einer Zeitspanne von weniger als einem Jahr wurden effektive Impfstoffe zur Zulassung gebracht. Aber was hören wir denn regelmäßig in der Berichterstattung über das Thema „Wirkung und Nebenwirkungen der Impfung"?

Ob der Impfstoff vor einer Infektion und deren Mutanten schützt, ob ein Geimpfter das Virus weitergeben kann, also weiterhin infektiös ist, welche theoretisch möglichen Nebenwirkungen auch immer diskutiert werden, immer heißt es: Das alles muss jetzt in der nahen und ferneren Zukunft beobachtet und analysiert werden. Was ist das denn anderes als experience-based medicine?

Es ist keine Wertung über gut oder schlecht, es ist einfach nur die wertungsfreie Feststellung.

Für uns Autoren steht nicht das Wort „versus" im Vordergrund, sondern eher das Wort „integrativ", so wie Zahnräder ineinandergreifen und sich ergänzen. Und grundsätzlich immer zum Wohle der Patienten und Patientinnen.

Merke:
Evidence-based ist Standard und krönender Abschluss von experience-based-Datenlagen.

Literatur- und Studienliste – Wer nichts weiß, muss alles glauben

Eine umfassende Literaturliste finden Sie unter folgendem Link bzw. QR-Code:

https://www.enzymforschungsgesellschaft.de/downloads/Publikationen-2019.pdf

DIE AUTOREN

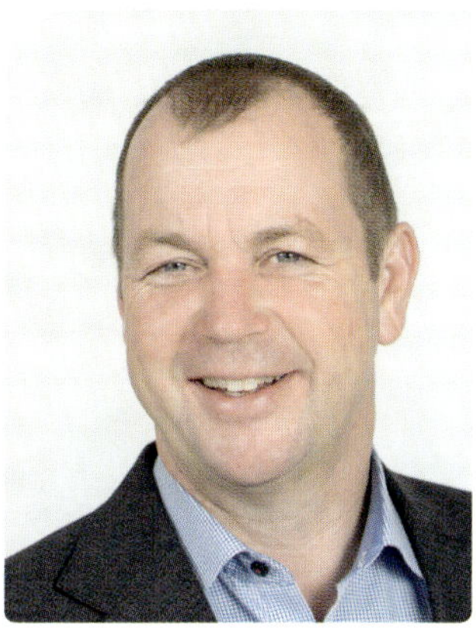

Dr. med. Hellmut Münch ist niedergelassener Arzt im Chiemgau und Leiter der Medizinischen Enzymforschungsgesellschaft im bayerischen Grassau. Er lehrt als Gastdozent für Immunologie an verschiedenen Universitäten im In- und Ausland und ist als Vortragender national und international in Fachkreisen sehr gefragt.

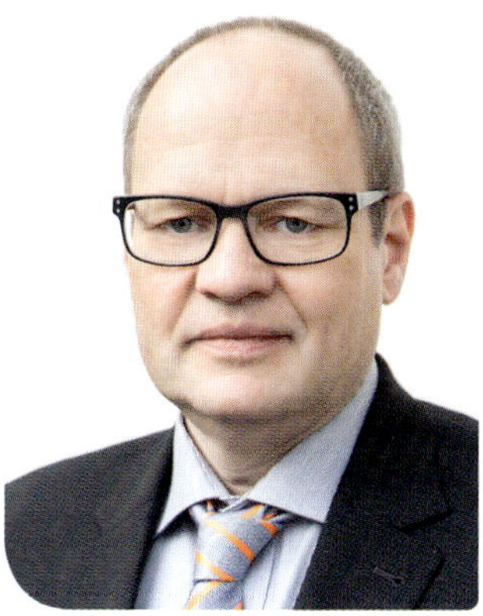

Thomas Fentner führt die Dom-Apotheke in Eichstätt. Er ist zudem als Referent, Dozent und Buchautor tätig und ist Fachapotheker für Allgemeinpharmazie, Homöopathie und Naturheilverfahren, Prävention und Gesundheitsförderung sowie Präventionsmanager (WIPIG).

Abbildungsnachweis

Hahsler, Lisa: 20 (nach H. Münch), 93, 129

iStock: DESIGNOSAURUS (102)

Malek, Andrea: 81

Pixabay: Free-Photos (16), Ponce Photography (21), Alexandra Koch (29), Renate Köppel (30), guvo59 (32), aks Photos (33), Jody Davis (35), Sabine Vanerp (42), Jazella (47), Nicola Giordano (48, Zapfhahn), Susann Mielke (48, Fass), RitaE (51, oben), Sarah Richter (53), arjun1942002 (57, links), Markus Tries (57, rechts), Angelica Vainel (61), Goran H (62), Susana Martins (64), Silvia Rita (67), TanteTati (69), ChiemSeherin (76), Jarmoluk (86), Pexels (87), Sammy Sander (91), ancapictures (96), PDPics (97), Leslie Xyang (98, oben), taharbekkaye (98, unten), Manfred Richter (100), Kasia Czernik (101), suju-foto (103), Stux (104), Bru-nO (107), bluebirdprovisions (108), jarmoluk (119), Wildfaces (121), Clard (142)

privat: 163

Schaub, Hagen: 78

Shutterstock: radoma (14), CI Photos (36), Elnur (39), vchal (41), 4zevar (51, unten), 4zevar (52), Kateryna Kon (74), AM-STUDiO (111), messer16 (112), messer16 (116), Giovanni Cancemi (123), Explode (127), BlueRingMedia (128), solra22 (133), Magic mine (135), Irinaloveliness (139), fizkes (145)

Wikipedia: Edward Hedges, 1785 (17), NEUROtiker (45, Imatinib), Fuse809 (45, Nilotinib)

ENZYME

Dein Biofaktor

Hellmut Münch

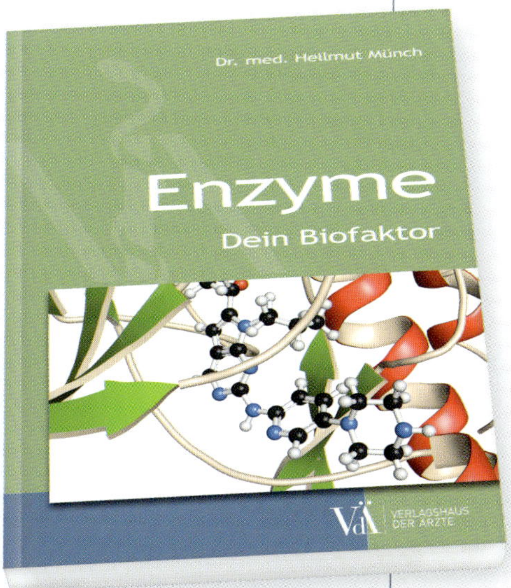

Mit einer modernen Enzymtherapie können schulmedizinische Behandlungen in vielen Bereichen erfolgreich unterstützt werden.

Etliche Erkrankungen – auch chronische und sehr schmerzhafte – werden damit sehr gut behandelbar, was bei Betroffenen in vielen Fällen zu einer deutlichen Verbesserung ihrer Lebensqualität führt.

Dieses Buch erklärt anhand neuer wissenschaftlicher Erkenntnisse, was Enzyme sind, wie und warum sie wirken, welche wichtigen Erkrankungen mit ihnen gut behandelbar sind und wo letztlich die therapeutischen Grenzen liegen.

Aber auch präventiv hat eine Enzymtherapie für uns Menschen einen hohen Stellenwert, indem sie das Krankheitsrisiko in vielen Bereichen senken kann und zu einer stabileren Gesundheit führt – und dies völlig natürlich und nebenwirkungsfrei.

1. Auflage
256 Seiten
Softcover
Format 16,5 × 22 cm
ISBN 978-3-99052-171-7
Preis: € 19,90 inkl. USt.

Friedrich Anton Weiser
Monika Ferlitsch
Georg Slavka
Hagen Schaub

DARMKREBS

Vorbeugen – Erkennen – Behandeln
Oder: der 60. Geburtstag des Hans König

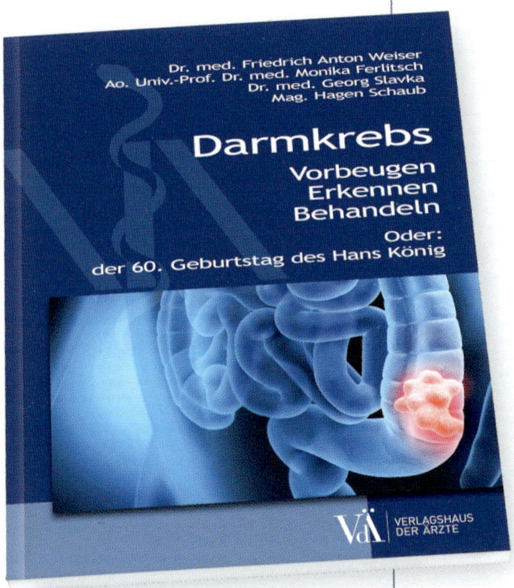

Hans König ist 60 Jahre alt, leidet unter plötzlichen sowie heftigen Unterleibschmerzen und wird schließlich mit einer fürchterlichen Diagnose konfrontiert: Darmkrebs im Akutstadium. Wäre dieser Tag anders verlaufen, wenn er rechtzeitig eine Vorsorgeuntersuchung in Anspruch genommen hätte?

Ausgehend von der fiktiven Geschichte des Hans König versteht sich dieser Ratgeber zuallererst als Plädoyer für die als Kassenleistung angebotene Koloskopie, die einer der häufigsten Krebsarten weltweit im Regelfall erfolgreich den Kampf ansagt.

Sie verläuft meistens schmerzfrei und bietet die einmalige Möglichkeit, Krebsentstehung durch die sofortige Entfernung von verdächtigen Polypen nachhaltig zu verhindern, was keine der anderen Vorsorgemöglichkeiten, die in diesem Buch ebenfalls vorgestellt werden, erreicht.

Darüber hinaus befasst sich dieser Ratgeber mit potentiellen Erkennungsmerkmalen von Darmkrebs, den operativen Behandlungsmöglichkeiten samt Chemo- und/oder Strahlentherapie sowie mit Fragen zur richtigen Ernährung nach einem operativen Eingriff.

1. Auflage
96 Seiten
Softcover
Format 16,5 × 22 cm
ISBN 978-3-99052-150-2
Preis: € 14,90 inkl. USt.

VERLAGSHAUS DER ÄRZTE